内分泌疾病的临床诊治

王　娟◎著

汕頭大學出版社

图书在版编目（CIP）数据

内分泌疾病的临床诊治 / 王娟著. -- 汕头 ： 汕头
大学出版社，2021.1
ISBN 978-7-5658-4233-7

Ⅰ．①内… Ⅱ．①王… Ⅲ．①内分泌病－诊疗 Ⅳ.
①R58

中国版本图书馆CIP数据核字(2020)第261958号

内分泌疾病的临床诊治
NEIFENMI JIBING DE LINCHUANG ZHENZHI

作　　者: 王　娟
责任编辑: 胡开祥
责任技编: 黄东生
封面设计: 钟晓图
出版发行: 汕头大学出版社
地　　址: 广东省汕头市大学路 243 号汕头大学校园内　邮政编码: 515063
电　　话: 0754-82904613
印　　刷: 廊坊市海涛印刷有限公司
开　　本: 710 mm×1000 mm　1/16
印　　张: 7.25
字　　数: 130 千字
版　　次: 2021 年 1 月第 1 版
印　　次: 2025 年 1 月第 1 次印刷
定　　价: 58.00 元
ISBN 978-7-5658-4233-7

前　言

内分泌科作为医学领域十分重要的学科，近年来取得了一系列令人鼓舞的技术性突破。随着人们生活水平的不断提高，内分泌代谢性疾病也表现出日益增长的趋势。临床实践告诉我们，不仅糖尿病、甲状腺疾病的发病率直线上升，还有许多与免疫有关的内分泌的诊疗知识未突破。为了普及和更新内分泌科的诊疗知识，我们特编写此书，希望对内分泌医师临床工作有所帮助。

本书内容翔实，特点鲜明，实用性强，充分体现科学性和规范性。具体内容包括：第一章内分泌系统的组成和产生；第二章内分泌系统的生理功能；第三章内分泌代谢疾病；第四章内分泌代谢疾病的诊疗技术；第五章下丘脑及垂体疾病；第六节垂体前叶功能亢进。

本书是一本质量较高的内分泌疾病临床诊治专业书籍，适用于各层次医护者在临床实践工作中参考使用。

由于时间仓促，专业水平有限，书中不妥和纰漏之处在所难免，敬请读者和同道批评指正，深表感谢。

作　者

2020 年 5 月

目 录

第一章 内分泌系统的组成和产生

第一节 内分泌系统的组成

　　内分泌系统是机体的一个重要调节系统，与神经系统、免疫系统相辅相成，共同维持机体内环境的平衡和稳定，调节机体的生长发育和代谢活动，调控和影响生殖行为。

　　内分泌系统和神经系统调节作用的发挥各有特点，神经系统借助神经元传导的电化学冲动调节着机体活动，作用迅速而短暂；内分泌系统将化学物质传递到全身各特定的靶细胞，从而实现其生物作用。

　　内分泌系统包括内分泌腺和分布在其他器官内的内分泌细胞。内分泌腺与汗腺、消化腺等有导管的外分泌腺不同，没有导管，故又称为无管腺，其分泌的化学物质称为激素。激素直接渗入毛细血管和毛细淋巴管，再经过血液或者淋巴运输到全身，对远距离的特定靶器官或靶细胞发挥作用。内分泌腺的血供非常丰富。内分泌腺的体积小、质量轻，分泌的激素微量，但对机体的生理活动调节作用非常强。且内分泌腺的结构和功能随着年龄变化有着显著的变化。

　　人体的内分泌腺主要包括：垂体、甲状腺、甲状旁腺、肾上腺、松果体等。有些器官如胸腺和性腺虽不是内分泌腺，但也具有内分泌功能。分布在其他器官的内分泌细胞，有的以细胞团形式存在，有的分散存在，如胰岛、卵巢黄体和卵泡、睾丸间质细胞、消化道与呼吸道的内分泌细胞等。

　　分布在机体许多器官内大量散在的内分泌细胞也能分泌多种激素或激素样物质，在调节机体生理活动中起着重要的作用，而且这些细胞都具有通过摄取胺前体（或氨基酸），经脱羧后产生胺的共同点，将这些散在的内分泌细胞统称为胺前体摄取和脱羧细胞。随着对 APUD 细胞的不断深入研究，逐步发现许多 APUD 细胞既能产生胺，又能产生肽，而有的细胞仅能产生肽；还发现神经系统内有许多神经元（如下丘脑视上核、室旁核的神经内分泌细胞）也能合成和分泌 APUD 细胞相同的胺和肽类物质。故又将具有内分泌功能的神经元和 APUD 细胞统称为弥散神经内分泌系统。至今已知 DENS 包括了 50 多种细胞。

第二节　下丘脑与垂体的发生

内分泌系统由内分泌腺和分布于其他器官内的内分泌细胞组成。内分泌腺主要包括脑垂体、松果体、甲状腺、甲状旁腺及肾上腺，其内部实质主要由大量内分泌细胞构成。内分泌腺的结构特点是：内分泌腺细胞排列成索状、网状、团状或围成滤泡状，没有导管，毛细血管丰富。内分泌细胞的分泌物称激素。大多数内分泌细胞分泌的激素通过血液循环到达远处特定的细胞发挥作用；少部分内分泌细胞的分泌物可直接作用于邻近的细胞，称旁分泌；或反过来直接作用于分泌激素细胞自身，称自分泌。

根据化学性质，可将激素分为含氮激素（包括氨基酸衍生物、胺类、肽类和蛋白质类激素）和类固醇激素两大类。机体大部分内分泌细胞为分泌含氮激素细胞，其超微结构特点与蛋白质分泌细胞相似，即胞质内含有丰富的粗面内质网和发达的高尔基复合体，以及膜被的分泌颗粒等。分泌类固醇激素细胞仅包括肾上腺皮质和分布于性腺的内分泌细胞，其超微结构特点是：胞质内含有与合成类固醇激素相关的丰富的滑面内质网，管状嵴线粒体较多，并含有较多的脂滴，其中胆固醇等为合成激素的原料，无分泌颗粒。激素所作用的器官和细胞，称为该激素的靶器官或靶细胞。靶细胞具有与其相应激素结合的受体，受体与相应激素结合后产生效应。

不同的内分泌腺具有不同的胚层起源，有些内分泌腺还来源于两个胚层。

尽管下丘脑不是一个独立的内分泌器官，但具有重要的内分泌功能，而且在发生、结构及功能方面与垂体密切相关，共同构成了神经内分泌下丘脑-垂体系统。

垂体由腺垂体和神经垂体两部分组成。前者来自胚胎口凹的外胚层上皮，后者由间脑底部的神经外胚层向腹侧突出的神经垂体芽发育而成。神经垂体分为神经部和漏斗两部分，漏斗与下丘脑相连。腺垂体分为远侧部、中间部及结节部三部分，远侧部最大，中间部位于远侧部和神经部之间，结节部围在漏斗周围。远侧部又称前叶，神经部和中间部合称后叶。

一、下丘脑的发生

在脑的发展中，前脑泡的尾端形成间脑。下丘脑即来源于间脑的基板，最初仅有室管膜层。此层细胞不断进行细胞分裂并向外迁移逐渐形成下丘脑。该区域的一些神经元集中在一起，形成下丘脑的核团。如视上核、室旁核与弓状核等。

二、垂体的发生

垂体由腺垂体与神经垂体两部分组成，其胚胎发生是由两个原基融合而成。腺垂体来自原始口腔，神经垂体来自由神经管发育的间脑。

（一）腺垂体的发生

胚胎第4周，原始口腔顶部外胚层上皮细胞增生，向顶端突出形成一个囊状结构，称拉特克囊。此后拉特克囊的头部膨大变圆，逐渐向间脑底部（即神经垂体起始部）伸展。在拉特克囊与原始口腔顶之间的柄逐渐伸长、变细，此后萎缩、退化，最终消失。随着原始口腔的发育，拉特克囊的起点最终移至鼻中隔后缘的背侧。拉特克囊的前壁细胞生长旺盛，逐渐增厚，分化为腺垂体的远侧部；后壁形成腺垂体的中间部；囊腔则逐渐完全封闭或遗留一个窄缝隙。拉特克囊的另一部分围绕脑垂体漏斗，形成腺垂体结节部。

腺垂体远侧部细胞于胚胎第7~8周时开始分化。嗜碱性细胞分化最早。胚胎第9~10周时出现嗜酸性细胞。嫌色细胞在胚胎时期的总数比成体多。

腺垂体内各类内分泌细胞出现的时间与胚胎垂体的分泌能力相吻合。胚胎第

7~8周时出现促肾上腺皮质激素细胞，第12周出现生长激素细胞，第13~16周出现促甲状腺激素细胞，第14周出现促黑激素细胞，第16~18周出现催乳激素细胞，第15~16周女性胎儿出现促性腺激素细胞，而男性胎儿第20周时才出现该类细胞。

（二）神经垂体的发生

在拉特克囊发生的同时，在间脑底部（即第三脑室底）的脑壁向下凹陷，形成神经垂体芽，即为神经垂体的原基，其形态逐渐演变为漏斗状结构，称漏斗。该原基逐渐向下延伸，与拉特克囊后壁相邻接的部分形成垂体神经部，与下丘脑相连部分形成正中隆起。下丘脑神经元（主要是视上核和室旁核）的轴突自胚胎第10周进入漏斗，第12周末到达脑垂体神经部。在漏斗与神经部分化形成时，神经胶质细胞分化为垂体细胞。神经垂体的成熟时间稍迟于腺垂体。

胚胎第4个月时，脑垂体各部分已基本形成。垂体原基周围的间充质分化为结缔组织的被膜，其血管来源于颈内动脉分支和间脑底壁表面的血管分支，并逐渐建立了垂体门脉系统。

无论腺垂体还是神经垂体，其各类细胞的分化在时间上虽有所不同，分化程度亦有差异，但都在胚胎时期发生，并逐渐具有一定的功能活动，与其支配的甲状腺、肾上腺、性腺等器官发生了联络。

三、脑垂体的先天畸形

（一）咽垂体

拉特克囊在发育过程中与原始口腔顶部之间形成的细柄未消失，并有一定程度的分化，便形成咽垂体。其位置多在咽壁内，亦可出现在蝶骨的蝶鞍内或蝶骨的骨质内，若伴有脑垂体本身发育不良，则显示功能低下。

（二）垂体发育不良或缺如

由于前脑泡不闭合造成前脑缺损，可引起垂体发育不良或缺如，而本应由垂体产生的多种促激素合成分泌障碍，可同时导致甲状腺、肾上腺和睾丸发育不良，有时还伴有面部或腭的畸形。多与遗传有关，有家族史。

（三）颅咽管瘤

又称拉特克囊瘤，表现为垂体功能低下和（或）伴有下丘脑病变综合征，是一种易发生于儿童期的异质性蝶鞍内肿瘤。肿瘤内常见一部分为实质性组织，另一部分为囊肿并伴有角化区域与坏死灶。可见胆固醇结晶与钙化。

（四）漏斗瘤

又称类垂体细胞性肿瘤，由第三脑室底部发育障碍所致。一般在儿童时期发病，极少见。

第三节　松果体的发生

一、松果体的胚胎发生

胚胎第 6 周初，间脑第三脑室顶部正中线尾端向外凸起，形成松果体原基。此处室管膜上皮增厚，形成松果体板，以后逐渐成为一个薄壁的憩室。胚胎第 7 周，憩室形成松果体囊，分为前壁与后壁，前壁与后壁围成一腔称为松果体室。胚胎第 8 周，松果体囊的前壁与后壁增厚形成前叶及后叶，两叶逐渐合并并且变薄。松果体室最终消失，形成松果体隐窝，与第三脑室相通。

胚胎第 8 周，松果体细胞开始出现；第 5 个月细胞增生排列成团索状；第 6 个月松果体细胞分化明显，细胞质内含有线粒体、内质网、高尔基体、中心粒及糖原颗粒等；随着胚胎龄的增大，细胞器随之增加，其结构与成年人的松果体细胞相似，细胞之间出现中间连接与桥粒。胚胎第 8 个月时能分泌褪黑素、加压素、催产素等物质。

胚胎第 3 个月初，交感神经的分支开始进入松果体，第 5 个月时进入腺实质，轴突末端与松果体细胞接触。胚胎第 82~85 天，松果体内开始出现神经胶质细胞，属于星形胶质细胞。

二、松果体的生后发育

生后 2~3 周，松果体的实质呈镶嵌状，由明区与暗区重叠而成。明区是由大而明亮的细胞组成，暗区是一群小而暗的细胞。这种形态一直维持到出生后 6 个月。第 9 个月时，小而暗的细胞明显减少，松果体细胞长出细长的突起，具嗜银性。此时可见到一些纤维性星形胶质细胞。3~5 岁时，松果体接近成人的重量；7~8 岁时，松果体发育达到高峰，以后逐渐减慢。青春期后松果体细胞明显退化。通常在 10 岁前后，由于基质的钙化，开始出现脑砂，并随年龄的增加而增多。

三、松果体的先天畸形

（一）松果体旁器囊肿

在人类胚胎的松果体原基前方曾出现另一个同源突起，即松果体旁器，其在胚胎早期应萎缩消失。若出生后仍继续存在，则在松果体前方形成一个小的囊肿。

（二）松果体畸胎瘤

多见于少年男性患者，伴有性早熟。由于瘤内含有异位滋养层细胞，故能产生具有黄体生成素活性的绒毛膜促性腺激素，使睾丸间质细胞分泌睾酮并促进生精小管发育。由于卵巢的卵泡发育需要促卵泡激素和黄体生成素的双重作用，故此种畸形一般不引起女孩性早熟。

（三）精原细胞性松果体瘤

又名生殖细胞瘤，来源于早期胚胎的原始生殖细胞。在正常发育下，原始生殖细胞从卵黄囊壁迁移到胚体内，最后定位于生殖腺嵴内。如果有的原始生殖细胞迁移至松果体并在此增生，便可转变为生殖细胞瘤。

（四）松果体胚细胞瘤

多见于青少年。由于松果体细胞大量增殖，功能亢进，导致褪黑素浓度升高。褪黑素在青春期前具有抑制性成熟的功能，故可致患儿性发育延缓。部分肿瘤细胞可以逆分化，形成视网膜胚细胞瘤、光感型松果体细胞瘤等。

第四节　甲状腺的发生

一、甲状腺的发生

甲状腺起源于内胚层，是胚胎内分泌腺中发生最早的腺体。胚胎第4周初，在原始咽底部正中处（相当于第1对咽囊平面的奇结节尾端）的内胚层细胞增殖，向腹侧突出形成甲状腺原基。它向尾端生长，末端分为两个芽突。约在胚胎第4周末，芽突继续向颈部生长，其根部借细长的甲状舌管与原始咽底壁相连。甲状舌管在胚胎第6周开始萎缩退化，在舌根部留有一痕迹，称为舌盲孔。左、右芽突的末端细胞增生，逐渐演变成为甲状腺的两个侧叶，其中间部分称为峡部。有时甲状舌管末端会保留并发育为一条锥体形的组织与峡部相连，称甲状腺锥体叶。至胚胎第7周时，甲状腺抵达其最后位置，来自第5对咽囊的部分后鳃体细胞迁至甲状腺内，分化形成甲状腺滤泡旁细胞，也有人认为滤泡旁细胞来自神经嵴的外胚层细胞。

甲状腺原基的左、右两个芽突起初由盘曲的细胞索构成。胚胎第10周后，细胞索相继断裂，形成若干细胞团。之后，细胞之间出现间隙并逐渐融合成一个大的腔（滤泡腔），于是细胞团变成了小滤泡。胚胎第12周后滤泡腔中开始出现胶样物质。胚胎第13~14周时，滤泡腔明显增大，腔内充满嗜酸性统的解剖结构与生理功能的胶质，滤泡上皮呈立方形，滤泡周围的结缔组织中有丰富的血管。在滤泡形成前上皮细胞已具有聚碘能力，碘化过程则出现在滤泡细胞分化之后。胎儿甲状腺已有合成和分泌甲状腺激素的能力，甲状腺激素作用广泛，对胎儿发育起着重要作用，主要是促进胎儿骨骼和中枢神经系统的发育。

二、甲状腺的先天畸形

（一）家族性甲状腺肿性功能减退症

由家族性基因缺陷引起。患儿激素合成障碍，导致甲状腺激素分泌少，故甲状腺功能低下。甲状腺激素缺乏可反馈性地引起甲状腺滤泡增生，导致甲状腺肿大。

（二）甲状腺发育不全或缺如

由基因缺陷引起。多数患者可存在残余的甲状腺组织，内含少量已分化的滤泡，或仅见仍处于胚胎发育阶段的上皮细胞索。出生后即为克汀病。主要表现为身材矮小、智力低下。甲状腺发育不全可伴有甲状腺形态异常，如腺体一侧叶很小或缺如，无峡部，锥体叶很大或很长或连接于侧叶上。

（三）甲状舌管囊肿

由于某种原因导致甲状舌管退化不全，则可在颈部正中甲状腺下降途径的任何部位残留形成甲状舌管囊肿。出生前后还可能发生囊肿穿孔，开口于皮肤或舌盲孔处，则为甲状舌管瘘。

（四）异位甲状腺和异位甲状腺组织

甲状腺下降过程中滞留，则形成异位甲状腺，常见于舌盲孔处的黏膜下、舌肌内、舌骨附近和胸部。若有部分甲状腺组织在迁移过程中滞留于异常部位，则形成异位甲状腺组织，可出现在喉、气管、心包等处。

第五节 甲状旁腺的发生

一、甲状旁腺的发生

胚胎第 5 周，第 3 对咽囊的背侧壁细胞增生，形成细胞团，最初与胸腺原基相接，于胚胎第 7 周脱离咽壁随其腹侧胸腺下降至甲状腺下端背侧，为下甲状旁腺。与此同时，第 4 对咽囊背侧壁的细胞增生，并随甲状腺下移，附着在甲状腺的上端背侧，为上甲状旁腺。由于上甲状旁腺移动距离较下甲状旁腺短，故原来这两对原基起始部位的上、下关系，经迁移后发生了颠倒。

上、下甲状旁腺发育分化过程基本相同。胚胎第 7 周，甲状旁腺原基细胞迅速增殖，细胞排列成索，形成实心的结节状结构，其间有大而不规则的血窦和少量结缔组织。此期的甲状旁腺细胞较大，胞质弱嗜酸性，称为原始细胞。胚胎 3~4 个月时，腺体明显增大，细胞分化为主细胞，其胞质内有丰富的粗面内质网、线粒体，高尔基复合体发达；细胞核染色深。胚胎 5~6 个月时，电镜观察显示处于分泌期的主细胞还含有分泌颗粒，而处于休止期的主细胞，各种细胞器少，胞质着色浅。胎儿期甲状旁腺无嗜酸性细胞。

胎儿期的甲状旁腺已出现功能活动，其分泌的甲状旁腺激素与滤泡旁细胞分泌的降钙素相互协调，调节胎儿体内钙的代谢及骨发育平衡。雌激素可抑制骨组织对甲状旁腺激素的反应，肾上腺分泌的皮质醇可促进甲状旁腺激素的分泌。

二、甲状旁腺的先天畸形

(一) 甲状旁腺异位

一般情况下，上甲状旁腺的位置较为恒定，而下甲状旁腺的位置变化甚大，故甲状旁腺异位以下甲状旁腺较常见，发生率约为 10%。异位的下甲状旁腺可位于下降路途中的任何部位，可附着在胸腺组织表面，甚至包裹在胸腺内，也可埋于甲状腺内，还可位于胸骨后，或气管食管沟内，或食管后。

（二）甲状旁腺数目变异

在甲状旁腺迁移过程中，如有小块组织游离出来，可形成多达 8~12 个或更多的额外甲状旁腺。

（三）甲状旁腺功能低下

甲状旁腺功能亢进的妊娠妇女，其胎儿受母体高血钙的影响，甲状旁腺的发育和成熟受到抑制，形成甲状旁腺功能低下。

（四）特发性家族性甲状旁腺功能低下症

是一种 X 性染色体隐性遗传或常染色体隐性遗传性疾病，50%有家族史，多幼年发病。常在白假丝酵母菌感染后显现甲状旁腺功能低下，故又名多发性内分泌腺自身免疫白假丝酵母病综合征。血清中常有抗甲状旁腺抗体。

（五）迪格奥尔格综合征

由于第 3、4 对咽囊发育不良，致使甲状旁腺和胸腺未能正常发育分化，其主要表现是甲状旁腺功能低下引起的低血钙和胸腺功能低下引起的免疫功能低下。常伴有其他畸形，如眼距宽、低位耳、小额等，某些患者还伴有法洛四联症等心血管畸形。

（六）假性甲状旁腺功能低下症

是一种常染色体或 X 性染色体遗传缺陷，由于靶组织（如骨和肾）对甲状旁腺激素不敏感，致使甲状旁腺代偿性增生。患儿常伴有躯体发育畸形，如侏儒症，指骨和掌骨粗短，软组织钙化等。

第六节　肾上腺的发生

肾上腺由皮质与髓质组成，两者的起源、结构和功能均不相同。皮质来源于中胚层，而髓质来源于外胚层。

胚胎期的肾上腺体积较大，主要为皮质，髓质不明显。第 2 个月初时其体积约为肾的 2 倍，第 3 个月时与肾等大，第 6 个月时与成年人肾上腺等大。出生后肾上腺体积迅速变小，青春期时又增长到出生时的大小。

一、肾上腺皮质的发生

肾上腺原基在发生初期与性腺相接近，有学者认为中肾是肾上腺和性腺原基的诱导者，故三者在系统发生了有类似之处。肾上腺和性腺均有合成、分泌类固醇激素的功能，临床上所谓肾上腺生殖器综合征可能与此有关。肾上腺皮质有时会作为胚胎性残留组织存在于生殖腺内或其附近。

胚胎第 4 周，生殖腺嵴和肠背系膜之间的体腔上皮增生，伸入内侧间充质中形成细胞索，细胞索之间有丰富的血管，形成肾上腺皮质原基。胚胎第 5 周，原基内的细胞分化为较大的嗜酸性细胞，形成肾上腺皮质的胎儿带，又称原发性皮质。胚胎第 7 周，胎儿带表面的体腔上皮再次增生，产生新的体积较小的嗜碱性细胞，并沿胎儿带增生扩展，形成永久带，又称继发性皮质。胎儿带与永久带之间有一薄层区域为过渡带。

胚胎肾上腺皮质细胞不断增殖、分化，组织化学显示胎儿带和永久带细胞内含有与类固醇激素合成有关的酶，因而逐渐呈现出类固醇激素分泌细胞的特征。胚胎第 30 周，永久带具备成年肾上腺皮质球状带的特征，过渡带也具有成年束状带的特征。

出生后不久，胎儿带细胞开始退化，1 岁时几乎全部消失。但永久带和过渡带不断增殖变厚。网状带在出生后才出现，3 岁以后逐渐明显。10~20 岁时，肾上腺皮质的球状带、束状带和网状带逐渐发育成熟，具备成年肾上腺皮质的特征。

胎儿带仅存在于胚胎时期，且特别发达，或许是因胚胎垂体所分泌的促肾上腺皮质激素所致。没有垂体的无脑儿，其肾上腺也萎缩。胎儿带在胎盘所含酶的协同作用下，产生雄激素与雌激素（主要是雌三醇），并从母尿中排出。胎儿带细胞分泌的激素可促使肺泡表面活性物质的形成，促进肝和心肌储存糖原，并抑制胸腺的发育。

胚胎时期的肾上腺皮质球状带不发达，腺细胞也较小。成人的球状带分泌醛固酮以调节电解质的平衡，胚胎时期此功能由胎盘来完成，所以肾上腺发育不良的胚胎，在出生以前，电解质平衡是正常的。

二、肾上腺髓质的发生

肾上腺髓质的发生较皮质稍晚。胚胎第 6 周，从邻近的交感神经节取道腹腔神经丛迁移出来的神经嵴细胞逐渐移向皮质内侧，不久迁入皮质的中央而形成肾上腺髓质。最初这些细胞混杂在皮质细胞之间，随后在肾上腺中央部分形成细胞群。与肾上腺皮质相接触的神经嵴细胞分化为髓质细胞，其余少量细胞分化为交感神经节细胞。

胚胎时期，肾上腺髓质仅分泌去甲肾上腺素。至妊娠末期，去甲肾上腺素甲基化而成为肾上腺素。此时的髓质即可分泌去甲肾上腺素和肾上腺素。

三、肾上腺的先天畸形

（一）肾上腺发育不全

多见于无脑儿，由于下丘脑未发育或垂体缺如，无促肾上腺皮质激素分泌，造成胎儿带退化，引起肾上腺发育不全。

（二）先天性肾上腺皮质增生症

是一组常染色体隐性遗传病，原因是皮质激素合成过程中所需酶的先天缺陷所致，其中 21-羟化酶缺如占 90% 以上，还有 17-羟化酶和 11-羟化酶缺如等。皮质醇合成不足使血中浓度降低，由于负反馈作用刺激垂体分泌促肾上腺皮质激素增多，导致肾上腺皮质增生并分泌过多的皮质醇前身物质，从而引发一系列临床症状。

（三）副肾上腺

多位于主肾上腺附近。多数为仅有皮质而无髓质，称副皮质团块；少数只发生髓质而无皮质，称副髓质团块。女性有时可出现在阔韧带，男性可随睾丸降至阴囊内。

（四）肾上腺合并

胚胎时期若左、右肾融合可使肾上腺合并。

（五）肾上腺异位

肾上腺出现在肾被膜下方或其他部位。

第二章 内分泌系统的生理功能

第一节 激素及其作用机制

一、激素的概念及分类

（一）激素的概念

激素是由内分泌腺或散在于组织和器官中的内分泌细胞合成与分泌以体液为媒介，在细胞之间传递信息的高效能生物活性物质。机体主要的内分泌腺有垂体、甲状腺、甲状旁腺、肾上腺和松果体等；散在的内分泌细胞是指广泛分布于各组织和器官中如下丘脑、胰岛、性腺、消化道黏膜、心、肾、肺、皮肤及胎盘等的内分泌细胞。

经典观念认为，激素通过血液流动将所携带的调节信息递送至远距离的靶细胞，实现长距细胞通信，称为远距分泌。但现代研究表明，充当远程信使不再是激素传输调节信息的唯一形式，有的激素由组织液扩散而作用于邻近细胞，为旁分泌；有的内分泌细胞所分泌的激素在局部扩散后，又反过来作用于该细胞，为自分泌；有的激素合成以后在胞质内对自身细胞起调节作用，为胞内分泌。此外，下丘脑的某些神经元既能产生和传导神经冲动，又能合成和释放激素，此类神经细胞称为神经内分泌细胞，其产生的激素称为神经激素。神经激素可沿神经细胞轴突借助轴浆流动运送至末梢而释放，称神经分泌。

多数内分泌细胞通常只分泌一种激素，但也有少数可合成和分泌一种以上激素，如腺垂体的促性腺激素细胞可分泌促卵泡激素和黄体生成素。同一内分泌腺可以合成和分泌多种激素，如腺垂体；同一种激素又可由不同部位的内分泌细胞合成与分泌，如生长抑素分别可在下丘脑、甲状腺、胰岛、肠黏膜等部位合成和分泌。

　　内分泌系统由内分泌腺和散在的内分泌细胞组成，是发布信息整合机体功能的调节系统，其作用是通过激素来实现的。激素对机体整体功能的调节作用可归纳为以下几个方面：①维持机体的稳态：激素参与调节水、电解质和酸碱平衡，以及维持体温和血压相对稳定过程，还直接参与应激等，与神经系统、免疫系统协调、互补，全面调整机体功能，适应环境变化。②调节新陈代谢：激素可参与调节组织细胞的物质中间代谢和能量代谢，维持机体的营养和能量平衡，为机体的各种生命活动奠定基础。③促进生长发育：激素促进全身组织细胞的生长、增殖、分化和成熟，参与细胞凋亡过程等，确保并影响各系统器官的正常生长发育和功能活动。④调节生殖过程：促进生殖器官的发育成熟和生殖细胞发育成熟、受精、妊娠及哺乳等过程，以保证个体生命的延续和种系的繁衍。

（二）激素的分类

　　激素分子结构形式多样，其化学本质直接决定了激素对靶细胞的作用机制。根据激素的化学结构分为多肽与蛋白质、胺类及脂类激素。多数肽与蛋白质和胺类激素为亲水性激素，主要经与靶细胞膜受体结合而发挥调节效应；类固醇激素和甲状腺激素等亲脂性激素可直接进入细胞内发挥作用。

1. 肽类和蛋白质激素

　　肽类和蛋白质激素的分子大小变化范围较大，氨基酸残基 3～200 个不等，种类繁多，分布广泛。该类激素合成后先在高尔基体进行包装，然后储存在细胞内分泌颗粒中，机体需要时通过胞吐方式释放。该类激素多为亲水性激素，在血液中主要以游离形式存在，多肽类激素的半衰期仅有 4～40 分钟，蛋白质激素半衰期为 15～170 分钟。由于这类激素的分子量大，且为亲水性，主要通过作用于靶细胞膜受体启动细胞内信号转导活动，触发细胞的生物效应。该类激素主要有下丘脑调节肽、神经垂体激素、腺垂体激素、胰岛素、甲状旁腺激素、降钙素及消化道激素等。

2. 胺类激素

胺类激素多为氨基酸的衍生物。属于儿茶酚胺的肾上腺素与去甲肾上腺素等由酪氨酸修饰而成；甲状腺激素为甲状腺球蛋白裂解的含碘酪氨酸缩合物；褪黑素是以色氨酸作为原料合成的。儿茶酚胺类激素合成后储存在细胞内分泌颗粒中，机体需要时释放。该类激素为水溶性，主要以游离形式存在于血浆中，半衰期仅有 2~3 分钟。通过胞膜受体的介导下发挥作用。甲状腺激素合成后以甲状腺胶质的形式大量储存在细胞外的甲状腺滤泡腔中，该激素为脂溶性，在血浆中主要与血浆蛋白结合而运输，半衰期可长达 7 天左右。可进入细胞内通过细胞核受体而发挥作用。

3. 脂类激素

脂类激素指以脂质为原料修饰合成的激素。

（1）类固醇激素：类固醇激素因其共同前体是胆固醇而得名，主要有皮质醇、醛固酮、雌激素、孕激素、雄激素等及 1, 25-二羟维生素 D_3 等。前五种主要由肾上腺皮质和性腺合成与分泌，它们均含有 17 碳的环戊烷多氢菲母核的四环结构和侧链分支。由于结构的相似性，这些激素除自身特有的作用外，可有部分交叉。此类激素分子量小，约 300kDa，亲脂性，在血液中主要以与运载蛋白结合的形式运输，其半衰期在数十分钟到数小时。多数可进入细胞内与胞质或胞核受体结合而发挥作用。

（2）脂肪酸衍生物：脂肪酸衍生物主要有前列腺素家族、血栓烷类及白三烯等。前列腺素种类繁多，作用复杂，广泛存在于各种组织中，由花生四烯酸转化而成，半衰期短，多作为局部激素或细胞内信使发挥其调节作用。

二、激素的作用机制

（一）靶细胞的激素受体

激素受体位于靶细胞膜或细胞内（包括胞质和胞核内），激素通过与相应的受体结合，启动靶细胞内的一系列信号转导通路，从而改变细胞的活动状态，实现特异的生物学效应。根据激素作用的机制，可将激素分成 I 组与 II 组两大组群，分别通过胞膜受体和胞内受体中介实现调节作用（表 2-1）。但在细胞膜上也发现存在类固醇激素的膜受体，其结构和功能与相应的细胞内受体均不同。

（二）激素受体介导的作用机制

1．胞膜受体的介导机制

胞膜受体是一类跨膜蛋白质分子，主要有 G 蛋白偶联受体、酪氨酸激酶受体、酪氨酸激酶结合型受体和鸟苷酸环化酶受体等。膜受体与相应的激素结合，通过细胞内不同的信号通路产生调节效应。

（1）G 蛋白偶联受体介导的信号转导机制：肽类和蛋白质激素不能通过扩散进入细胞，它与膜表面的受体结合后入胞，然后经由第二信使进行信号转导。G 蛋白是鸟嘌呤核苷酸结合蛋白的简称，位于膜结构中。当激素与膜中的受体结合为激素–受体复合物后，G 蛋白即被激活，沽化的 G 蛋白可以激活（或抑制）效应器酶的活性。效应器酶是指催化（或分解）第二信使的酶，主要有腺苷酸环化酶、磷脂酶 C、鸟苷酸环化酶、磷酸二酯酶等。所谓第二信使，是指细胞内下游信号转导分子的激活物或抑制物。携带调节信息的激素作为第一信使，与靶细胞膜受体结合以后，将携带的信息传给靶细胞，然后通过第二信使将信息传到细胞内，最终实现激素对靶细胞的生物学调节。

（2）酶联受体介导的信号转导机制：有些含氮类激素如生长激素、胰岛素、促红细胞生成素等依此机制传递信息。激素与靶细胞膜上的相应受体结合后不产生第二信使，而是直接发挥作用。此类受体的结构较为简单，受体贯穿细胞膜的脂质双层，伸入胞内的 C 端具有酪氨酸激酶的特性，激素和膜外表的受体端（N 端）结合后，引起酪氨酸激酶活化而发生受体的自身磷酸化；有些受体不具酪氨酸激酶特性，则受体可与邻近具有酪氨酸激酶活性的胞质蛋白结合，并激活而发生磷酸化。上述受体的磷酸化可催化底物蛋白质上的酪氨酸残基磷酸化，于是细胞外的信号就被转导到了细胞内。不同的底物发生磷酸化，最终即引起不同的生物学效应。

2. 膜内受体的介导机制

有些激素通过影响基因表达而发挥作用，故称为"基因表达学说"，如类固醇激素与甲状腺激素。激素扩散入胞后即与胞内的受体结合。胞内受体有两类，一类是位于胞质内的胞质受体，另一类是位于胞核内的核受体。一般说来，糖皮质激素与盐皮质激素的受体主要在胞质，雌激素、孕激素与雄激素的受体可能在胞质与胞核内均有，而甲状腺激素的受体则在核内。无论是胞质受体还是核受体，只要与激素结合成为激素-受体复合物后，受体构型便会发生改变，使受体能与 DNA 上的激素应答元件结合，由此启动 DNA 的转录过程，即生成 mRNA，后者再进入胞质，合成新的酶或功能蛋白质，引起靶细胞相应的生物学效应。

第二节　激素分泌节律及其分泌的调节

激素是内分泌系统发挥调节作用的体液因素，可因机体的需要及时启动、适时适量分泌和及时终止。激素的分泌不仅受自身生物节律的影响，也受下丘脑-腺垂体-靶腺-激素及神经和体液的调控。

一、生物节律性分泌

多数激素具有节律性分泌的特征，短者以分钟或小时为周期的脉冲式分泌，如一些腺垂体激素的分泌，并与下丘脑调节多肽的分泌同步；多数激素表现为昼夜节律性分泌，如生长激素、褪黑素和促肾上腺皮质激素等的分泌；有的激素以月、季等为周期分泌，如女性性激素（雌激素、孕激素）呈月周期性分泌，甲状腺激素的分泌存在季节性周期分泌。激素分泌的这种节律性受体内生物钟的控制，取决于自身生物节律。下丘脑视交叉上核可能是机体生物钟的所在部位。

二、激素分泌的调节

（一）体液调节

1. 轴系反馈调节

下丘脑-垂体-靶腺轴在激素分泌稳态中具有重要作用。轴系是一个有等级层次的调节系统，系统内高位激素对下位内分泌细胞活动具有促进性调节作用，而下位激素对高位内分泌细胞活动多表现为抑制性调节作用，从而形成具有自动控制能力的负反馈环路。长反馈是指调节环路中终末靶腺或组织分泌的激素对上位腺体活动的反馈影响；短反馈是指垂体分泌的激素对下丘脑分泌活动的影响；超短反馈是指下丘脑肽能神经元活动受其自身分泌的调节肽的影响。如肽能神经元可调节自身调节肽受体的数量等。通过这种闭合式自动控制环路的调节，维持血中各级激素水平的相对稳定。如下丘脑-垂体-甲状腺轴、下丘脑-垂体-肾上腺皮质轴和下丘脑-垂体-性腺轴等。调节环路中任何一个环节障碍，都将破坏这一轴系激素分泌水平的稳态。此外，轴系的活动也受海马、大脑皮层等高级中枢的调控。

轴系反馈调节中也存在正反馈的调节机制，但少见。例如，在卵泡发育过程中，卵泡分泌的雌激素在血液中达到一定水平后，可正反馈地引起腺垂体分泌LH，当LH分泌达高峰时，可促发卵巢排卵。

2. 代谢物的调节效应

多种激素都参与体内物质代谢的调节，而在物质代谢过程中引起血液中某些物质的变化又反过来影响相应激素的分泌，形成直接的反馈调节。例如，进餐后，血中葡萄糖水平升高可直接刺激胰岛 β 细胞分泌胰岛素，而胰岛素可促进组织细胞利用葡萄糖，使血糖水平降低；当血糖降低则可减少胰岛素的分泌，同时刺激胰岛 α 细胞引起胰高血糖素分泌增加，从而维持血糖水平相对稳定。这种激素作用所致的终末效应对激素分泌的影响能更直接、及时地维持血中某些成分浓度的相对稳定。

有些激素的分泌受自我反馈的调控，如当钙三醇生成增加到一定程度时即可抑制其合成细胞内的 I$_\alpha$-羟化酶系活性，减少钙三醇的合成和分泌，从而使血中钙三醇水平维持相对稳定。

此外，有些激素的分泌直接受功能相关联或相对抗的激素的影响。如胰高血糖素和生长抑素可通过旁分泌的方式分别刺激和抑制胰岛 β 细胞分泌胰岛素，这些激素的作用相互对抗、相互制约，共同维持血糖水平的相对稳定。

（二）神经调节

下丘脑是神经系统与内分泌系统活动相互联络的重要枢纽。下丘脑的传入传出通路复杂而广泛，内外环境中各种形式的刺激都可能经这些神经通路影响下丘脑神经内分泌细胞的分泌活动，发挥其对内分泌系统和整体功能活动的高级整合作用。胰岛、肾上腺髓质等腺体和许多散在的内分泌细胞都接受自主神经纤维的支配。神经活动对激素分泌的调节具有重要意义。例如，在应激状态下，交感神经系统活动增强，肾上腺髓质激素分泌增加，协同交感神经广泛动员机体各组织器官的潜在能力，增加能量释放，以适应机体活动的需要。而在夜间睡眠时迷走神经活动占优势，可促进胰岛 β 细胞分泌胰岛素，有助于机体积蓄能量、休养生息。再如，婴儿吸吮母亲乳头通过神经反射性引起母体催乳素和缩宫素的释放，发生排乳反射，有利于婴儿的喂养；进食期间迷走神经兴奋，促进胃肠黏膜 G 细胞分泌促胃液素，有助于食物的消化等，均表现为神经活动对内分泌功能的调节。

此外，神经、内分泌系统与免疫系统间存在双向信息传递机制。一方面，神经、内分泌系统对机体的免疫系统有调节作用，淋巴细胞膜表面有多种神经递质及激素受体，表明神经内分泌系统通过其递质或激素与淋巴细胞膜表面受体结合介导免疫系统调节，如糖皮质激素、性激素、前列腺素 E 等可抑制免疫应答，而生长激素、甲状腺激素和胰岛素能促进免疫应答；另一方面，免疫细胞本身能合成各种神经递质和激素，如淋巴细胞和巨噬细胞可产生 ACTH，并可为 CRH 所兴奋，为糖皮质激素所抑制。近年发现，神经内分泌细胞膜上有免疫反应产物如白细胞介素（IL-1、IL-2、IL-3、IL-6 等）、胸腺素等细胞因子的受体，提示免疫系统可通过细胞因子对神经内分泌系统的功能产生影响。

第三节 内分泌学发展概况

内分泌学是研究机体内各内分泌腺、组织或内分泌细胞（包括免疫细胞、神经细胞等）所分泌的激素，及其对生命活动进行调控的一门科学。激素是内分泌学的基本概念。内分泌学和其他生命科学一样，其发展日新月异。目前，每天有关内分泌的论文已达数百篇，并正在以更快的速度向纵深发展。内分泌学的发展经历了以下 3 个阶段：

一、腺体内分泌学研究阶段

主要研究手段是切除某个腺体（胰腺、睾丸、卵巢、垂体、肾上腺等），如切除狗的胰腺引起 1 型糖尿病、切除睾丸出现性腺功能减退症等。观察切除前、后的生理生化改变及激素补充后的恢复情况，丰富了对各个内分泌腺的认识。

二、组织内分泌学研究阶段

激素的提纯及其抗体制备，经放射免疫测定，奠定了微量激素测定的特异性和高度敏感性，由此又推动了微量检测技术的发展，使微量激素可被精确测定。免疫荧光显微技术，利用抗体与细胞表面或内部高分子（抗原）的特异性结合，对激素进行定位研究，了解激素的分泌情况。通过光镜、电镜可以识别各种激素的分泌细胞。应用冷冻蚀刻技术可以显示细胞内结构图像，如胰岛 β 细胞分泌颗粒的胞吐的研究。

三、分子内分泌学研究阶段

目前内分泌学的研究已从细胞水平进入分子水平。分子生物学、细胞生物学、免疫学、遗传学等学科的巨大进步，促进了内分泌学的迅速发展。通过激素基因、受体克隆，基因表达、转录和翻译的调控，基因点突变，基因缺失和敲除，基因插入等技术，更深入和精确地探讨激素作用机制、细胞内信号放大与转录对细胞代谢、增生、分化、凋亡等生命活动的影响。

新的激素、新的概念不断出现，使许多传统的经典内分泌概念受到冲击，得到更新。经典的"激素"概念，是指由内分泌腺、组织或散在的内分泌细胞分泌的高效能活性物质，释放入血液循环并运输至远距离的靶组织而发挥作用。现研究发现，除经典激素外，细胞因子、生长因子、神经递质、神经肽等，可在细胞间传递信息，完成"细胞-细胞"间的通信联系，属于广义的"激素"概念。

内分泌细胞与激素之间一一对应的传统概念已被打破。一种细胞可产生多种激素，一种激素也可以由多种细胞产生，如生长抑素可由甲状腺 C 细胞、胰岛 D 细胞、肠上皮细胞、中枢和周围多种神经元产生。同样，一个基因可调控多种激素产生。降钙素基因在不同组织的 mRNA，可翻译出不同的肽：在神经细胞内为降钙素基因相关肽，而在甲状腺透明细胞内转变为降钙素。阿黑皮素原（POMC）基因表达及加工具有组织细胞特异性，如垂体前叶 ACTH 细胞将 POMC 处理成 ACTH，垂体前叶促黑素细胞将 POMC 加工处理成 α-促黑素。

国内外运用基因工程技术合成激素及其类似物获极大成功。基因工程胰岛素和生长激素等，已广泛应用于临床，造福人类。近代内分泌学的临床研究中，针对少见病例、特殊病例，以小型化、甚至个体化为单位进行基因诊断和基因功能研究，并对某一特定的临床现象或病理生理过程进行追踪性和连续性观察。例如，对 MODY 导致的糖尿病进行了系统性分子水平研究与观察，提高了对该类疾病的认识和理解。另外，针对常见病、多发病，策划与组织了大量多中心、前瞻性临床研究，如 DCCT、UKPDS、ACCORD，解决了内分泌学领域的多个重大临床问题。

第三章 内分泌代谢疾病

第一节 按照部位分类

一、下丘脑病

下丘脑又称丘脑下部。位于大脑腹面、丘脑的下方，是调节内脏活动和内分泌活动的高级神经中枢。通常将下丘脑从前向后分为3个区：视上部位于视交叉上方，由视上核和室旁核所组成；结节部位于漏斗的后方；乳头部位于乳头体。下丘脑面积虽小，但却是内分泌系统控制中枢，调节着体温、摄食、水平衡、血糖和内分泌腺活动等重要生理功能。肿瘤、炎症、创伤、手术、放射等病变均可引起下丘脑病。下丘脑促肾上腺皮质素释放素（corticoliberin，corticotropin releasing hormone，CRH）分泌过量可导致 Cushing 综合征，生长激素释放激素（growth hormone releasing hormone，GHRH）分泌过多可导致肢端肥大症。视上核受损可致中枢性尿崩症。

二、垂体病

腺垂体激素分泌过多可导致多种疾病，如巨人症及肢端肥大症、Cushing 病及垂体性甲状腺功能亢进症等。腺垂体激素分泌过少可引起 Sheehan 综合征、垂体性侏儒症、空泡蝶鞍等疾病。

抗利尿激素（antidiuretic hormone，ADH）与催产素在下丘脑的视上核与室旁核均可产生，但前者主要在视上核产生，而后者主要在室旁核产生。ADH 过多可导致抗利尿激素分泌失调综合征（syndrome of inappropriate antidiuretic hormone secretion，SIADH），而 ADH 不足可导致中枢性尿崩症。

三、甲状腺疾病

自身免疫性甲状腺疾病，如 Graves 病、桥本甲状腺炎、产后甲状腺炎；单纯性甲状腺肿（包括地方性甲状腺肿）；甲状腺炎，如亚急性甲状腺炎；甲状腺肿瘤及结节；甲状腺先天性异位、畸形。

四、甲状旁腺疾病

包括甲状旁腺功能亢进症、甲状旁腺功能减退症及假性甲状旁腺功能减退症等疾病。

五、肾上腺疾病

肾上腺皮质疾病主要有肾上腺皮质功能减退症（Addison 病）、皮质醇增多症、原发性醛固酮增多症、先天性肾上腺皮质增生症等。肾上腺髓质疾病以嗜铬细胞瘤多见。

六、胰岛病

胰岛 β 细胞功能减退时，胰岛素相对和（或）绝对缺乏，引起糖尿病。胰岛细胞分泌功能亢进，见于胰岛 β 细胞瘤、胃泌素瘤、胰升糖素瘤等病。

七、卵巢睾丸疾病

常见卵巢疾病有卵巢早衰、多囊卵巢综合征、卵巢子宫内膜异位、卵巢炎症和卵巢肿瘤等。先天性卵巢发育不全（Turner 综合征）系染色体异常引起。先天性曲细精管发育不全综合征（Klinefelter 综合征）也是一种较常见的染色体畸变的遗传病。

八、肾脏内分泌疾病

肾脏具有内分泌功能，可产生肾素、$1,25-(OH)_2-D_3$、促红细胞生成素等。肾脏疾病，如肾小球肾炎、肾小动脉硬化症等，均可使肾素-血管紧张素系统活性增强，从而引起肾性高血压。其他肾脏病变，如 Batter 综合征、肾素瘤、Ⅱβ-羟类固醇脱氢酶缺陷、Liddle 综合征等，也与内分泌代谢有关。

九、异位内分泌综合征

一些非内分泌腺肿瘤能产生和分泌激素或素类物质，引起内分泌代谢紊乱的临床症状，这种肿瘤称为异位内分泌性肿瘤，其所引起的临床症状称为异位内分泌综合征。此类肿瘤多为恶性肿瘤。异位 ACTH 综合征是常见的异位激素分泌综合征，多见于 APUD 细胞瘤，其中燕麦细胞支气管肺癌占 50% 左右。异位抗利尿激素综合征可由肿瘤组织（如肺癌）分泌大量抗利尿激素（ADH）引起，后者促使水重吸收增加，进而导致稀释性低钠血症、水中毒。此外，一些肿瘤也可引起高钙血症、低血糖。

十、多发性内分泌疾病

一个患者同时或相继发生两种或两种以上的内分泌腺体疾病，分为自身免疫性多内分泌腺病综合征（APS）和多发性内分泌腺瘤病（MEN）两类。

自身免疫性多内分泌腺病综合征（autoimimme polyglandular syndrome，APS）是指同时或先后发生两种或两种以上的自身免疫性内分泌腺病，多数表现为腺体功能减退。根据病因及临床特征，APS 可分为Ⅰ型和Ⅱ型。APS-Ⅰ型又称为自身免疫性多内分泌腺病-念珠菌病-外胚层发育不良（autoimmune polyendocrinopathy-candidiasis-ectodermal dystrophy，APECED）。几乎所有的 APS-Ⅰ型患者都有念珠菌病，而内分泌系统主要表现为原发性肾上腺皮质功能减退和原发性甲状旁腺功能减退。APS-Ⅱ型又称为 Schmidt 综合征，其主要受累的内分泌腺为肾上腺和甲状腺，常见疾病组成为原发性肾上腺皮质功能减退、自身免疫性甲状腺病和 1 型糖尿病。

多发性内分泌腺瘤病（multiple endocrine neoplasia，MEN）为一组遗传性多种内分泌组织发生肿瘤综合征的总称，有 2 个或 2 个以上的内分泌腺体病变。肿瘤可为良性或恶性，可为具功能性（分泌活性激素）或无功能性。MEN 可分为两种类型：MEN-1 及 MEN-2，后者又分为 2 种亚型：MEN-2A，MEN-2B。

第二节　按照功能分类

内分泌代谢性疾病发生病理和生理改变，表现为功能减退、功能亢进或功能正常。内分泌腺或靶组织对激素的敏感性或应答反应降低可导致疾病，即激素不敏感（或抵抗），如胰岛素抵抗综合征。非内分泌组织或恶性肿瘤也可异常地产生过多激素。此外，因医疗而应用药物或激素可以导致医源性内分泌疾病。

一、功能减退的原因

（一）内分泌腺破坏

如自身免疫疾病（如 1 型糖尿病、桥本甲状腺炎、产后甲状腺炎、Addison 病、卵巢早衰等）、肿瘤、出血、梗死、炎症、坏死、手术切除、放射损伤等。

（二）激素合成分泌障碍

如 2 型糖尿病存在胰岛素分泌相对不足。

（三）激素作用障碍

如激素、激素受体、转录因子、酶及离子通路的基因突变导致激素作用障碍。

（四）非内分泌腺疾病

如肾脏破坏性病变，不能对 25-（OH）-D_3 进行 1α 羟化，使前者不能转变为具有活性的 1，25-（OH）$_2D_3$，也不能有效合成红细胞生成素。

二、功能亢进的原因

（一）内分泌腺肿瘤

如促肾上腺皮质激素（ACTH）瘤、生长激素（GH）瘤、催乳素（PRL）瘤、促甲状腺激素（TSH）瘤、促性腺激素（Gn）瘤、甲状腺瘤、甲状旁腺瘤、胰岛素瘤、胰高血糖素瘤、醛固酮瘤、嗜铬细胞瘤等。

（二）多发性内分泌腺瘤病

包括 MEN-1 型、MEN-2A 型、MEN-2B 型。

（三）激素受体突变

激素受体突变导致功能增强，如 Liddle 综合征由于肾小管上皮细胞钠通道基因突变，使该通道处于异常激活状态，导致钠重吸收过多导致高血压、低血钾。

（四）异位内分泌综合征

由非内分泌组织肿瘤分泌过多激素或类激素所致。

（五）激素代谢异常

如严重肝病患者对雌激素灭活能力降低，同时雄烯二酮在周围组织转变为雌二醇增多，血中雌激素水平增加。

（六）自身免疫性疾病

如 Graves 病（TSH 受体抗体刺激甲状腺功能增强）。

（七）内分泌紊乱

医源性内分泌紊乱。

三、激素的敏感性缺陷

表现为对激素发生抵抗，主要由膜或核受体和（或）受体后信号转导缺陷所致，使激素不能发挥正常作用。临床大多表现功能减退或正常，但血中激素水平异常增高。

第三节　内分泌疾病的临床表现

不同的内分泌代谢病可有其特殊的症状和体征。一些典型内分泌疾病，根据临床特征即可诊断。但多数内分泌代谢病无特征性临床表现。因此，除了诊断学所要求的全面病史采集和详细体格检查外，内分泌代谢病的诊断要特别重视下列症状和体征的临床意义。

一、身材过高或矮小

身高是判断体格发育的重要指标之一。影响身高发育的因素包括种族、遗传、激素（生长激素、甲状腺激素、性激素、IGF-1 等）、营养、环境、经济状况和躯体疾病等。引起身材矮小的病因主要有生长激素减少或作用障碍（如 *GH-RH* 基因或 *GHRH* 受体基因突变、GH 缺乏、GH 不敏感综合征、IGF-1 缺乏）、性腺功能减退（如 Turner 综合征、单一性促性腺激素缺乏症、无睾症、肥胖-生殖无能综合征）等。引起身材过高的病因主要有 GH 瘤、Klinefelter 综合征等。

二、肥胖与消瘦

体重受诸多因素的影响，包括遗传、精神神经因素、躯体疾病、营养状况、激素和药物等。与体重有关的激素主要包括 GH、TH、胰岛素、瘦素、糖皮质激素、儿茶酚胺和性激素。下丘脑疾病、Cushing 综合征、胰岛素瘤、2 型糖尿病、性腺功能减退症、甲状腺功能减退症、糖原贮积症、多囊卵巢综合征、代谢综合征等常伴有肥胖。引起消瘦的常见内分泌疾病有甲状腺功能亢进症、1 型糖尿病、肾上腺皮质功能减退症、Sheehan 综合征、嗜铬细胞瘤、内分泌腺恶性肿瘤、神经性厌食、血管活性肠肽瘤等。

三、多饮与多尿

糖尿病、醛固酮增多症、甲状旁腺功能亢进症、肾小管性酸中毒、尿崩症和原发性烦渴（包括精神性烦渴）常伴有多饮、多尿。

四、皮肤色素沉着

与皮肤黑色素沉着有关的激素主要有 ACTH 及其前体，其分子中含有黑素细胞刺激素 （MSH）。伴全身性色素沉着的内分泌疾病主要有原发性肾上腺皮质功能减退症、Nelson 综合征、先天性肾上腺皮质增生症、异位 ACTH 综合征和 POEMS 综合征等。引起局部皮肤色素加深的疾病主要是胰岛素抵抗综合征及其变异型（伴黑棘皮病）、黄褐斑（女性）及 Albright 综合征等。

五、多毛与毛发脱落

正常毛发的量和分布与遗传、种族和雄激素水平等因素有关。引起全身多毛的主要原因包括多囊卵巢综合征、先天性肾上腺皮质增生症、Cushing 综合征、分泌雄激素的卵巢肿瘤、甲状腺功能减退症、特发性多毛及某些药物（如苯妥英钠、达那唑、环孢素）等。局部毛发增多见于胫前局限性黏液性水肿、胰岛素抵抗综合征。特发性多毛的病因不明，可能与局部毛囊对雄激素过度敏感或 5α-还原酶活性增强有关。

雄激素减少引起全身性毛发脱落（包括性毛、非性毛），主要见于各种原因引起的睾丸功能减退症、肾上腺皮质功能减退症和卵巢功能减退症等。甲状腺功能减退症、甲状腺功能亢进症和自身免疫性多内分泌腺病综合征也可伴有毛发脱落。引起局部毛发脱落的病因包括脂溢性皮炎、斑秃、全秃等。

六、皮肤紫纹与痤疮

紫纹是 Cushing 综合征的特征之一。病理性痤疮见于 Cushing 综合征、先天

性肾上腺皮质增生症、多囊卵巢综合征、分泌雄激素的卵巢肿瘤。女性服用雄激
素制剂也可引起痤疮。

七、突眼

引起突眼的最常见疾病为 Graves 病，其他疾病包括慢性淋巴细胞性甲状腺
炎、颅内肿瘤、海绵窦血栓形成、眼眶疾病、眶周炎、绿色瘤和眼眶癌等。

八、溢乳与闭经

溢乳与闭经常同时存在，提示催乳素瘤，但也有部分患者只有溢乳而无闭
经，或只出现月经周期不规则而无溢乳，症状主要取决于血清催乳素水平的高
低。在内分泌疾病中，伴催乳素分泌增多的疾病除催乳素瘤（血催乳素水平常在
200μg/L 以上）外，还见于甲状腺功能减退症、其他下丘脑－垂体肿瘤、垂体柄
受压/断裂等情况。

九、男性乳腺发育

引起病理性男性乳腺发育的疾病可分为内分泌与非内分泌疾病两类，前者见
于 Klinefelter 综合征、完全性睾丸女性化、睾丸肿瘤、真两性畸形及先天性肾上
腺皮质增生症等；后者常见于药物（如避孕药、异烟肼、西咪替丁、氯米芬、甲
基多巴、洋地黄类、三环类抗抑郁药等）、肝硬化、营养不良、支气管肺癌等。
特发性男性乳腺发育的病因不明，可能与乳腺组织对雌激素的敏感性增高或与脂
肪细胞的芳香化酶活性增强有关。

十、骨痛与自发性骨折

骨痛为代谢性骨病的常见症状，严重者伴自发性骨折。诊断原发性骨质疏松
症时，应先除外继发性骨质疏松，引起继发性骨质疏松的原因包括 Cushing 综合
征、甲状旁腺功能亢进症、特发性高尿钙、肿瘤性骨病、性腺功能减退症、SI-
ADH、类固醇类药物使用、肾小管酸中毒等。

十一、高血压伴低血钾

除见于原发性醛固酮增多症外，还可见于原发性高血压应用利尿剂、Cushing 综合征、17α-羟化酶缺陷症、11β-羟化酶缺陷症、11β-羟类固醇脱氢酶缺陷、长期摄入甘草制剂、Liddle 综合征、肾素分泌瘤、肾缺血性病变、肾小管性酸中毒、Fanconi 综合征等情况。

第四章 内分泌代谢疾病的诊疗技术

第一节 激素的监测

一、分析方法

在以免疫为基础的激素测定中,放射免疫法(RIA)已经逐渐被废弃,代之以免疫放射法(IRMA)或免疫化学发光法(ICMA),后者不仅避免了潜在的核污染,还使检测的敏感性和特异性均更高。色谱法具有高通量(同时测定多种激素)和不依赖于免疫制剂质量的更好的室间质控的特点,越来越受到重视。

二、标本

血、尿或唾液激素水平是反映内分泌腺功能状态的直接证据。一般选择清晨、空腹、适当体位采取静脉血液标本来测定。少数激素(如促肾上腺皮质激素、甲氧基肾上腺素)易受应激影响,常需预先置管。由于激素呈脉冲式分泌,存在昼夜、日间、月周期的变异,需要限定特殊的采血时间。例如,血浆皮质醇浓度需要采取早晨8时、下午4点和夜间24时的标本。一段时间内尿液中激素或其代谢产物的量也可以反映该时间段内激素分泌的总体水平,如24小时尿游离皮质醇,香草扁桃酸(VMA)含量能分别反映全天肾上腺皮质分泌皮质醇和髓质分泌儿茶酚胺的产生量,避免了单点采血的不足,但应注意减少尿标本收集的误差,往往需要至少2次尿标本的采集。

三、基础状态的评估

为了评估内分泌腺体的功能状态,应完整地检测反馈调节系统,对疾病的定位诊断有重要价值。比如游离甲状腺激素（T_3、T_4）和 TSH；血清钙和甲状旁腺激素（parathyroidhormone，PTH）同时检测。当 T_3、T_4 和 TSH 均升高时，提示病变为垂体 TSH 瘤或甲状腺激素抵抗综合征；若游离 T_3、T_4 升高伴 TSH 降低，则表明病变在甲状腺本身。应注意该反馈系统易受到环境因素的影响，如营养不良、伴随疾病和疾病早期等，如低 T_3 综合征、亚临床甲亢。

第二节　功能试验检测

动态试验有助于内分泌功能异常的早期诊断病变部位。分为以下两类：

一、兴奋试验

适用于拟诊内分泌腺功能减退时，通过生理性或病理性刺激，以评估激素合成和分泌的贮备功能。生理性刺激包括睡眠、禁食、运动等。药理学刺激通常应用外源性的促激素如 ACTH、TSH、hCG、TRH、GnRH、CRH 试验，或者刺激内源性激素生成如胰岛素耐量试验，胰高血糖素兴奋试验，左旋多巴、精氨酸激发试验，甚至联合试验如 GHRH 激发试验和精氨酸激发试验联合应用，以探测靶腺的反应。

二、抑制试验

适用于拟诊内分泌功能亢进时，观察其负反馈调节是否消失，有无自主性激素分泌过多，是否有功能性肿瘤存在，如生理盐水输注试验、地塞米松抑制试验。因为检测指标不同，葡萄糖耐量试验可作为兴奋试验（胰岛素、C 肽）又可作为抑制试验。可乐定抑制试验观察儿茶酚胺分泌情况。

第三节　病理学检测

一、穿刺活检

细针抽吸活检被广泛应用于术前甲状腺结节良、恶性的鉴别，具有创伤小、易被患者接受和可重复的优点。粗针穿刺活检可获得更多组织标本，可观察到腺体的组织结构，诊断的准确性更高，但创伤大。肾上腺占位穿刺活检获得的标本行细胞学分析，不能区分良性肾上腺包块和肾上腺皮质癌，但可以将肾上腺肿瘤与转移癌区分开，应注意穿刺术前必须除外嗜铬细胞瘤。

二、组织病理

活检标本、手术切除组织的病理检查可对疾病做出更准确诊断，结合电镜、免疫组织化学有助于激素成分的鉴定和激素分泌细胞的分类，例如，垂体瘤术后的组织学分类：垂体 TSH 瘤。但组织病理对内分泌肿瘤良、恶性判断往往存在困难，需结合肿瘤的生物学行为特征才能明确诊断。

三、分子病理

分子病理对于遗传性和某些散发型内分泌疾病的诊断价值越来越受到重视。如生殖细胞突变所致的多发性内分泌腺瘤病 1 型，可通过检测外周血细胞 MEN-1 基因的突变而明确诊断，而体细胞突变的鉴定则有赖于病变细胞的分子生物学分析。一般的染色体核型分析可诊断染色体畸变所致的内分泌疾病，如 Turner 综合征缺失一个 X 染色体（或嵌合体或 X 染色体畸变），但染色体细微病变或基因突变，则需要突变基因检测。

第四节　影像学检查

一、解剖成像检查

蝶鞍 X 线平片、分层摄影、B 超、CT、MRI，属非侵袭性内分泌腺检测法，可鉴定下丘脑-垂体、甲状腺、性腺、肾上腺、胰岛肿瘤或其他占位性病变，尤其高分辨 MRI、CT、其动态或灌注成像、三维重建和能谱技术进一步提高小病灶检出率。临床上将无症状，因其他原因行影像学检查发现的内分泌腺肿瘤称为意外瘤，如垂体、甲状腺、肾上腺意外瘤。

二、功能成像检查

内分泌肿瘤细胞可选择性地摄取标记的特殊放射性核素物质，因此可定位病变的存在，还可根据浓聚程度提示其功能状态。例如，^{99m}锝-甲氧异腈扫描有助于甲状旁腺瘤的定位；异位 ACTH 分泌肿瘤可通过 ^{111} 铟-奥曲肽闪烁成像等。正电子发射断层显像（PET）的新示踪剂（18-氟-二羟基-苯基-丙氨酸，^{18}F-DO-PA）进一步提高了空间分辨率，对神经内分泌肿瘤小病灶的检出更具价值。

第五节　内分泌疾病诊断

内分泌疾病患者的呈现形式正不断演变。一方面，随着体检、筛查和影像技术的广泛应用，无症状内分泌疾病如高钙血症；糖、脂、嘌呤代谢异常；垂体、肾上腺、甲状腺意外瘤；低骨量、骨质疏松等检出不断增多。另一方面，典型的患者可因特征性的症状或体征而被发现，如满月脸、紫纹、多血质、近端肌肉无力可高度提示库欣综合征的诊断，尤其当特异性表现随病程延长逐渐增多或程度加重时，更为诊断提供有价值的线索。但是与正常人相比，内分泌疾病患者临床表现仅有数量而非质量改变，且易与其他生理和疾病的改变相重叠。例如，肢端肥大症是由于成人天然存在的生长激素持续过量分泌所致，可导致面容丑陋、鞋码增大、舌肥厚等表现，但由于起病隐匿，进展缓慢，表现复杂，常常被患者和医生忽略而延误诊断。对于轻症不典型患者因缺乏特征性症状和（或）体征，更易漏诊或误诊，需高度警惕并配合恰当的实验室检查，才能早期发现、早期防治。完整的内分泌疾病的诊断应包括功能诊断、定位诊断和病因诊断三个方面。

一、功能诊断

（一）典型症状和体征

对诊断内分泌疾病有重要参考价值，其中有些临床表现与内分泌疾病关系比较密切，如生殖系统异常［两性畸形、闭经、经量过多（少）、性欲和性功能改变］、生长发育异常（矮小症、巨人症、外阴幼稚、第二性征缺如）、自身形象改变（毛发增多或脱落、皮肤色素改变、紫纹、体重下降或增加、溢乳、突眼、痤疮、多饮多尿、多血质）。而对于非特异性临床表现如贫血、消化道症状（食欲减退、呕吐、腹痛、便秘、腹泻）、神经精神症状（头痛、视力减退、精神兴奋、抑郁、软弱无力）等，应注意寻找内分泌功能紊乱和内分泌疾病的诊断线索。

（二）实验室检查及其资料分析

1. 代谢紊乱证据

各种激素可以影响不同的物质代谢，包括糖、脂质、蛋白质、电解质和酸碱平衡，可测定基础状态下血糖，血脂，血和尿钠、钾、钙、磷、碳酸氢根等。

2. 基础激素

基础激素体液浓度测定和动态功能试验。

二、定位诊断

包括病变性质和病变部位的确定，现有多种检查方法可帮助明确微小病变。

（一）影像学检查

包括解剖成像和功能成像。

（二）细胞学检查

细针穿刺细胞病理活检、免疫细胞化学技术、精液检查、激素受体检测。如肾上腺病变穿刺活检对于鉴别病灶系肾上腺和非肾上腺组织来源有重要意义。

（三）静脉导管检查

适用于生化检查定性明确且有手术指征，影像检查阴性或不明确者。基础或刺激状态下，静脉导管插入内分泌腺静脉流出端，采取血液标本，测定激素的浓度，与外周血激素水平比较以明确该腺体是否有过量激素产生。如肾上腺静脉取血测定醛固酮，有助于原发性醛固酮增多症的分型诊断。

（四）选择性动脉检查

肿瘤血管丰富，动脉造影可见病变部位血管丛的影像改变，同时亦可通过钙刺激，行动态试验，有助于肿瘤定位。选择性动脉钙刺激有助于胰岛素瘤、甲状旁腺瘤的诊断。

（五）术中定位

术中超声检查对胰腺神经内分泌肿瘤分辨率高，当与脏器触诊相结合敏感性更高。

三、病因诊断

（一）自身抗体检测

甲状腺球蛋白抗体（TgAb）、甲状腺过氧化物酶抗体（TPOAb）、促甲状腺激素受体抗体（TRAb）、胰岛素抗体（IAA）、胰岛细胞抗体（ICA）、谷氨酸脱羧酶抗体（GADAb）、抗肾上腺抗体（AAA）等，抗体测定有助于明确内分泌疾病的性质及自身免疫性疾病的发病机制，甚至可作为早期诊断和长期随访的依据。

（二）白细胞染色体检查

有无畸变、缺失、增多等。

（三）基因诊断

HLA 鉴定和基因诊断。

第六节　功能亢进的治疗

一、手术治疗

有多学科团队支持，富有经验的外科医生手术切除激素分泌性内分泌腺肿瘤或腺体组织，治疗效果更好，并发症更少。目前对于术前已定位的小型、孤立性病灶，大都选用创伤小、费用低、住院时间更短的腔镜治疗。

二、放射和核素治疗

原发性或辅助放射治疗可毁坏肿瘤或增生组织，减少激素的分泌和抑制肿瘤的生长。如 Nelson 综合征的垂体照射。放射治疗包括传统的深度 X 线外照射、直线回旋加速器，和定位更准确、周围组织损伤更小的伽马刀或直线加速器光子刀。核素标记的化合物可被某些内分泌腺体特异地摄取，故可用于内分泌疾病治疗，如恶性嗜铬细胞瘤的 123-碘-间碘苄胍治疗。

三、药物治疗

一些内分泌肿瘤表达生长抑素或多巴胺受体（D_2），临床上常用生长抑素类

似物或 D_2 激动剂作为该类肿瘤的原发性或辅助性治疗。如生长抑素类似物治疗 GH、TSH、胰岛素瘤等；溴隐亭抑制 PRL、GH 的分泌并有缩小肿瘤的作用；另一些药物可直接抑制激素的合成或分泌，亦被广泛用于内分泌功能亢进症的治疗，如西那卡塞可以激活甲状旁腺中钙敏感受体，从而抑制 PTH 合成与分泌，适用于肾衰竭患者继发性甲状旁腺功能亢进症的控制；咪唑类和硫脲类药物抑制甲状腺激素的合成，治疗甲亢；酮康唑治疗库欣综合征。此外，还可针对激素受体的药物治疗：如培维索孟可阻断生长激素受体，可作为肢端肥大症患者术后未痊愈患者的辅助治疗；螺内酯可阻断醛固酮受体，改善原发性醛固酮增多症患者的高血压、低血钾等症状；多沙唑嗪和酚苄明可选择性阻断肾上腺素受体，从而缓解嗜铬细胞瘤分泌过多儿茶酚胺所致高血压和肾上腺素能发作症状等。

四、化学治疗

化学治疗包括细胞毒性和分子靶向治疗，是内分泌恶性肿瘤治疗的重要一环。如米托坦（双氯苯二氯乙烷）治疗肾上腺皮质癌；链佐星治疗恶性胰岛素瘤。新的靶向疗法尚包括小分子酪氨酸激酶抑制剂、肽受体放射性配体治疗等。

五、介入治疗

通过超声引导下注射乙醇或硬化剂治疗良性、自主性和囊性甲状腺结节，但该疗法由于潜在的并发症并未被广泛接受。近年来采用动脉栓塞的放射介入法治疗肾上腺瘤、甲状旁腺瘤和胰岛肿瘤，有一定效果但尚处在探索研究阶段。

第七节　功能减退的治疗

一、缺乏激素的替代治疗

激素补充治疗的原则是首先替代缺乏的激素，例如，原发性甲状腺功能减退者补充甲状腺激素；男性性腺功能减退者补充睾酮类制剂；原发性甲状旁腺功能减退症者补充甲状旁腺激素；垂体性侏儒症患者则补充人生长激素制剂。其次是补充尽量模拟生理性激素分泌模式，如肾上腺皮质功能减退者补充皮质醇（氢化可的松），将全天总量分 2~3 次给药，剂量依次递减。再者，替代的剂量因患者的年龄、病因、药物的吸收与分布、药物相互作用、并发症的不同而异，并适时调整。

二、药物治疗

采用药物刺激内分泌激素的合成和分泌，是治疗功能减退症患者的常用手段。如磺脲类药物可刺激胰岛 β 细胞分泌胰岛素，治疗 2 型糖尿病；人促绒毛膜性腺激素促进性腺性激素的合成与分泌，治疗单纯性低促性腺激素性性腺功能减退症。另外，尚可直接补充激素产生的效应物质，如甲状旁腺功能减退者补充钙与维生素 D。抑制治疗，如甲状腺癌的术后，清甲、清灶后的甲状腺激素抑制治疗。

三、内分泌组织或者细胞的移植

内分泌腺组织移植，如胰岛细胞或胰腺移植治疗糖尿病，甲状旁腺组织移植治疗甲状旁腺功能减退症等。

第五章 下丘脑及垂体疾病

第一节 下丘脑及垂体解剖学

一、下丘脑

下丘脑占脑组织重量的 0.3%，下丘脑通过内脏神经系统及神经内分泌系统控制机体内脏活动及内分泌活动，从而保证人体内环境的稳定。

(一) 位置与外形

下丘脑位于背侧丘脑的下方，组成第三脑室侧壁的下半和底壁，上方借下丘脑沟与丘脑分界，前端达室间孔，后端与中脑被盖相续，下方最前方是视交叉，视交叉的前上方连接终板，后方有灰结节，向下移行为漏斗，漏斗下端与垂体相接，灰结节后方有一对圆形隆起，称乳头体。

(二) 内部分区及主要核团

下丘脑神经核团边界不甚明显，为了对各核团定位和命名，利用一些结构明显的标志，可将下丘脑每侧分为横向的视前区、视上区、结节区和乳头体区四个部分，即从前向后可以分为视前区、视上区、结节区和乳头体区四个部分。

视前区位于视交叉前缘与前连合之间，其余三个部分分别位于视交叉、灰结节和乳头体上方。纵向上自内向外将下丘脑分为室周带、内侧带和外侧带三个带。室周带是第三脑室室管膜深面的薄层灰质，穹窿柱和乳头丘脑束位于内侧带和外侧带之间。下丘脑以肽能（抗利尿激素、缩宫素、生长抑素等）神经元为主。在视上区主要核团有位于视交叉背外侧的视上核，第三脑室侧壁上部的室旁核；在结节区，有漏斗深面的漏斗核［哺乳动物又称弓状核］及腹内侧核和背内侧核；在乳头体区有乳头体深面的乳头体核及下丘脑后核。

（三）下丘脑的纤维联系

下丘脑是内脏活动的较高级中枢，具有复杂的纤维联系和功能，可以归纳为三个方面：下丘脑的传入纤维、传出纤维和联合纤维。

1. 下丘脑的传入纤维

（1）前脑内侧束：起自端脑边缘系统的隔阂、旁嗅回和前穿质；经下丘脑外侧区，其中有些纤维终于视前区，自视前区发出的纤维参加此束。有些纤维终于下丘脑的各部，也有下丘脑各部发出的纤维参加。前脑内侧束有许多纤维下降终于中脑被盖。中脑的上行纤维也参与此束的组成。

（2）穹窿：是下丘脑最粗大的传入纤维束，起自海马，终于乳头体核及下丘脑视前区、外侧区和下丘脑后核。

（3）杏仁下丘脑纤维：组成终纹，纤维主要起于杏仁核的尾侧半，终于视前内侧核和视上核。

2. 下丘脑的传出纤维

（1）乳头丘脑束：主要来自乳头内侧核，小部分纤维来自乳头外侧核，自乳头体背侧穿出，止于丘脑前核群。丘脑前核纤维投射到扣带回，参与构成边缘系统 Papez 环路。乳头体与丘脑前核之间、丘脑前核与扣带回之间都是往返联系。乳头被盖束从乳头丘脑束分出，向尾侧终于中脑被盖核。下丘脑下行投射：室旁核、下丘脑外侧区细胞及下丘脑后区细胞发出纤维直接投射到迷走神经背核、孤束核、疑核和延髓腹外侧区，并有纤维下行至脊髓中间外侧核，以调节中枢的内脏神经元。

（2）背侧纵束：大部分纤维起自下丘脑后核、视上核和结节核，再向背侧穿经室周灰质，大部分纤维沿中脑水管腹侧下降，形成背侧纵束，终止于脑干和脊髓内的内脏活动神经节前神经元。还有部分纤维沿脑干网状结构的背外侧部下降，终于呼吸中枢和血管舒缩中枢。

（3）视上垂体束和室旁垂体束：视上垂体束和室旁垂体束分别来自视上核和室旁核，将下丘脑的神经内分泌神经元产生的升压素和催产素等运输到正中隆起或垂体后叶（神经垂体），再经垂体后叶的血管扩散到全身。结节垂体束或结节漏斗束起自漏斗核核下丘脑基底内侧部的一些神经元，终于正中隆起的毛细血管，将 ACTH、促激素释放激素或抑制激素等神经内分泌物质，经过垂体门脉系统运送至垂体前叶，控制垂体前叶的内分泌功能。

3. 下丘脑的联合纤维

前脑内侧束是下丘脑同侧核间联系的纤维束。两侧下丘脑间的联系纤维束，主要是视上连合。

二、垂体

（一）垂体的位置及毗邻

垂体为一单独的内分泌腺，位于颅底蝶骨体（蝶鞍）上面的垂体窝内。上端借漏斗与下丘脑相连，周围被硬脑膜形成的海绵窦包绕，前上方与视交叉相邻。垂体灰红色，呈横椭圆形，前后径约 1.0cm，横径 1.0~1.5cm，成年男性垂体重 0.35~0.8g；女性稍重，为 0.45~0.9g，妊娠期增大，可达 1.5g。垂体大小有性别和年龄差异，通常女性大于男性。垂体增大、双侧不对称、垂体柄移位对诊断垂体微腺瘤有一定的参考价值。

（二）垂体的分部

根据垂体的发生和结构特点，垂体可分为腺垂体和神经垂体两部分。腺垂体位于前方，分为远侧部、中间部和结节部；神经垂体位于后方，与中间部相贴，由神经部、漏斗柄和正中隆起组成。漏斗柄和正中隆起合称漏斗，漏斗与腺垂体的结节部合称垂体茎。通常将远侧部称为前叶，中间部和神经部合称为后叶。垂体在神经系统与内分泌腺的相互作用中处于重要的地位。

三、垂体与下丘脑的纤维联系

垂体和下丘脑在结构和功能上都有密切联系。

(一) 神经垂体和下丘脑的联系

神经垂体与下丘脑直接相连，下丘脑的视上核和室旁核发出的轴突组成下丘脑垂体束下行至神经部，是构成神经垂体的主要成分。神经垂体不合成激素，它只是贮存和释放下丘脑内某些神经内分泌细胞合成的激素，赫令体就是这些激素的临时贮存形式，因此下丘脑和神经垂体是一个统一的整体，二者共同组成下丘脑神经垂体系统。

(二) 腺垂体和下丘脑的联系

腺垂体和下丘脑通过垂体门脉系统建立了密切的功能联系。

供应垂体的血管有两条：一条是来自大脑动脉环的垂体上动脉，另一条是来自颈内动脉的垂体下动脉。垂体上动脉从结节部上端进入垂体茎，在正中隆起和漏斗柄处形成袢状的窦状毛细血管网，称初级毛细血管，这些毛细血管汇集成数条垂体门微静脉，经结节部下行进入远侧部，再度形成窦状毛细血管网，称次级毛细血管。初级毛细血管、垂体门微静脉和次级毛细血管构成垂体门脉系统。垂体下动脉进入神经垂体形成窦状毛细血管网，并经中间部与远侧部的次级毛细血管相连。垂体的毛细血管最后汇集成小静脉注入垂体周围的静脉窦。

第二节　　垂体组织学

垂体为一卵圆形小体，表面包以结缔组织被膜。垂体由腺垂体和神经垂体两部分组成。腺垂体分为远侧部、中间部及结节部三部分，神经垂体分为神经部和漏斗两部分，漏斗与下丘脑相连，包括漏斗柄和正中隆起。远侧部又称前叶，神经部和中间部合称后叶。

一、腺垂体

（一）远侧部

远侧部的腺细胞大多排列成团索状，少数围成小滤泡。腺细胞间有丰富的窦状毛细血管和少量结缔组织。在 HE 染色标本中，根据对染料的亲和力不同，腺细胞被分为嗜色细胞和嫌色细胞两大类。嗜色细胞又分为嗜酸性细胞和嗜碱性细胞两种，均具有分泌含氮激素细胞的超微结构特征。应用电镜免疫细胞化学技术，依据嗜色细胞胞质内颗粒的特征及所含激素的性质可以区分出不同的腺细胞，并按所分泌的激素进行命名。

1. 嗜酸性细胞

数量较多，约占远侧部腺细胞总数的 40%，细胞呈圆形或卵圆形，胞质内含嗜酸性颗粒。嗜酸性细胞有两种：

（1）生长激素细胞：数量较多，常聚集成群。电镜下，该细胞胞质内含有大量电子密度高而均匀的分泌颗粒。生长激素细胞分泌生长激素。生长激素是一种蛋白质激素，广泛影响机体多种器官和组织的代谢过程，能刺激骺软骨生长，使骨增长。在幼年时期，生长激素分泌不足可致垂体性侏儒症，分泌过多引起巨人症；成年后分泌亢进则发生肢端肥大症。

（2）催乳激素细胞：男女性均有催乳激素细胞，但在女性较多，尤其在妊娠期和哺乳期妇女的腺垂体内此种细胞功能旺盛，细胞体积较大，胞质内的分泌颗粒显著增多、增大，呈椭圆形或不规则形。该细胞分泌催乳素，其属于蛋白质类激素，能促进乳腺发育和乳汁分泌。

2. 嗜碱性细胞

数量较少，约占远侧部腺细胞总数的 10%。细胞椭圆形或多边形，胞质内含嗜碱性颗粒。嗜碱性细胞分泌的都是糖蛋白类激素，PAS 反应阳性。远侧部有三神嗜碱性细胞：

（1）促甲状腺激素细胞：细胞呈多边形，胞质内颗粒较小，多分布在细胞边缘。此细胞能分泌促甲状腺激素（thyrotropin，thyroid stimulating hormone，TSH），TSH 的作用是促进甲状腺的发育；并作用于甲状腺滤泡上皮细胞，促进甲状腺激素的合成和释放。

（2）促性腺激素细胞（gonadotroph）：细胞体积大，呈圆形或椭圆形，胞质内颗粒大小中等。此细胞可分泌促卵泡激素（follicle stimulating hormone，FSH）和黄体生成素（luteinizing hormone，LH）。应用免疫细胞化学双标法和电镜免疫金双标法研究发现，腺垂体存在三种促性腺激素细胞，即 FSH 细胞、LH 细胞和FSH/LH 细胞。FSH 在女性主要促进卵泡发育，在男性则刺激生精小管的支持细胞合成雄激素结合蛋白，以促进精子的发生。LH 在女性促进排卵和黄体形成，在男性则刺激睾丸间质细胞分泌雄激素，故又称间质细胞刺激素（interstitial cell stimulating hormone，ICSH）。

（3）促肾上腺皮质激素细胞（corticotroph，adrenocorticotropic hormone cell）：细胞体积较小，呈不规则形，胞质内的分泌颗粒较大，分布于整个胞质。此细胞分泌促肾上腺皮质激素（adrenocor - ticotropin，adrenocorticotropic hormone，ACTH）和促脂解素（lipotropin，lipotrophic hormone，LPH），前者促进肾上腺皮质束状带分泌糖皮质激素，后者作用于脂肪细胞，促进甘油三酯分解产生脂肪酸。

3. 嫌色细胞

数量最多，约占远侧部腺细胞总数的 50%。细胞体积小，呈圆形或多边形。胞质少，着色浅，故其外形轮廓不清楚。电镜下观察，部分嫌色细胞胞质内含少量分泌颗粒，因此认为这些细胞可能是脱颗粒的嗜色细胞，或是处于形成嗜色细胞的初级阶段。

（二）中间部

中间部位于远侧部和神经部之间，是一狭窄区域。中间部有嫌色细胞、嗜碱性细胞和少量大小不等的滤泡。滤泡由单层立方上皮细胞围成，滤泡腔中含有胶质，其功能不明。中间部的嗜碱性细胞分泌黑素细胞刺激素（melanocyte stimulating hormone，MSH)，又称促黑激素。MSH 作用于皮肤黑素细胞，促进黑色素的生成和扩散，使皮肤颜色变深。

(三) 结节部

结节部 (pars tuberalis) 包围在神经垂体的漏斗柄周围，在漏斗柄的腹侧较厚，背侧较薄或缺如。此部的腺细胞排列成条索状，细胞较小，主要为嫌色细胞。由于垂体门微静脉从结节部通过，故此处血管相当丰富。

(四) 腺垂体的血管分布

垂体的血液供给主要来自垂体上动脉和垂体下动脉。垂体上动脉起源于大脑基底动脉环，血管首先进入漏斗，分支形成毛细血管网，称第一级毛细血管网。毛细血管网下行，在结节部汇集形成数条垂体门微静脉，并继续下行到远侧部，再次形成第二级毛细血管网。两级毛细血管网及二者之间的垂体门微静脉共同构成垂体门脉系统 (hypophyseal portal system)。第二级毛细血管网最后汇集成小静脉注入垂体周围的静脉窦。

(五) 下丘脑与腺垂体的关系

下丘脑结节区 (如弓状核等) 的一些神经元具有内分泌功能，称为神经内分泌细胞。这些神经内分泌细胞的轴突伸至神经垂体的漏斗，构成下丘脑腺垂体束。神经内分泌细胞合成的多种激素经轴突末端释放，进入漏斗处的第一级毛细血管网，再经垂体门微静脉运送到远侧部的第二级毛细血管网，继而分别调节远侧部各种腺细胞的分泌活动。其中对腺细胞分泌起促进作用的激素，称为释放激素 (releasing hormone，RH)；对腺细胞分泌起抑制作用的激素，则称为释放抑制激素 (release inhibiting hormone，RIH)。目前已知的释放激素有：生长激素释放激素 (growth hormone releasing hormone，GRH)、催乳素释放激素 (prolactin releasing hormone，PRH)、促甲状腺激素释放激素 (thyrotropin releasing hormone，TRH)、促性腺激素释放激素 (gonadotropin releasing hormone，GnRH)、促肾上腺皮质素释放素（corticotropin releasing hormone，CRH）及黑素细胞刺激素释放激素（melanocyte stimulating hormone releasing hormone，MSRH）等。释放抑制激素有：生长激素释放抑制激素或称生长抑素（somatostatin，SOM）、催乳激素释放抑制激素（prolactin inhibiting hormone，PIH）和黑素细胞刺激素释放抑制激素（melanocyte stimulating hormone inhibiting hormone，MSIH）等。由此可见，下丘脑通过所产生的释放激素和释放抑制激素，经下丘脑腺垂体束和垂体门脉系统，调节腺垂体内各种腺细胞的分泌活动，它们形成一个功能整体，称为下丘脑腺垂体系统。

（六）下丘脑和腺垂体与其他内分泌腺的相互关系

在正常生理状态下，体内各类激素的分泌量是相对稳定的。内分泌腺活动的稳定性，除受神经系统的调节控制外，某些内分泌腺之间的相互协调也起重要作用，其中下丘脑和腺垂体与其他几种内分泌腺之间的相互调节尤为重要。一方面，下丘脑神经内分泌细胞分泌的释放激素和释放抑制激素调节腺垂体相应腺细胞的分泌活动，腺垂体分泌的各种激素又调节相应靶细胞的分泌和其他功能活动；另一方面，靶细胞的分泌物或某种物质（如血糖、血钙等）的浓度变化，又可影响腺垂体和下丘脑的分泌活动。这种反馈性调节机制使机体内环境相对稳定，正常的生理活动得以进行。例如，下丘脑的神经内分泌细胞分泌促甲状腺激素释放激素，促进腺垂体远侧部的促甲状腺激素细胞分泌促甲状腺激素，后者又促进甲状腺滤泡上皮细胞合成和分泌甲状腺激素。当血液中的甲状腺激素达到一定水平时，则反馈性抑制下丘脑和腺垂体相应激素的分泌，这样又使甲状腺的分泌功能和血液中的甲状腺激素水平下降。当激素下降到一定水平时，再通过反馈性调节使激素分泌增多，从而使血液中甲状腺激素的水平保持相对稳定。

（七）腺垂体的神经支配

关于腺垂体的神经支配一直存在某些争议。传统观念认为，腺垂体腺细胞的分泌活动主要受到下丘脑各种激素的调节，并无直接神经支配。在腺垂体内仅有少量自主神经纤维，调节前叶内血管的舒缩。但有学者（鞠躬等）采用免疫组织化学技术，发现人和某些动物腺垂体内有若干种肽能神经纤维分布，且与多种腺细胞形成突触。据此，鞠躬等提出了哺乳动物腺垂体的神经-体液双重调节假说，对传统的腺垂体的体液调节学说作了重要的补充。腺垂体内肽能神经纤维的起源尚不清楚。

二、神经垂体

神经垂体与下丘脑直接相连，主要由大量无髓神经纤维和胶质细胞组成，并含有丰富的窦状毛细血管。

（一）神经纤维和垂体细胞

下丘脑视上核和室旁核的神经内分泌细胞的轴突组成下丘脑垂体束，下行进入神经垂体神经部，是神经部无髓神经纤维的主要来源。神经内分泌细胞内的分泌颗粒沿轴突运输下行至神经部，在下行途中分泌颗粒局部聚集，使轴突呈串珠状膨大，这些膨大在 HE 染色的标本中显示为大小不等的嗜酸性团块，称赫令体。

神经部的胶质细胞又称垂体细胞，是神经部内的主要细胞成分，分布于神经纤维之间。细胞形状和大小不一。垂体细胞具有支持、营养、吞噬、保护作用，还参与调节神经纤维的活动和激素的释放。

（二）神经垂体的血液供给

垂体下动脉进入神经部分支形成窦状毛细血管网。部分毛细血管汇入垂体下静脉，部分毛细血管逆向流入漏斗，再循环到远侧部或下丘脑。

（三）神经垂体与下丘脑的关系

视上核和室旁核的神经内分泌细胞能合成和分泌抗利尿激素（antidiuretic hormone，ADH）及缩宫素（oxytocin）。抗利尿激素可促进肾远曲小管和集合管重吸收水，使尿量减少。当分泌超过生理剂量时，可使小动脉平滑肌收缩、血压升高，故又称血管升压素（vasopressin）。缩宫素可引起子宫平滑肌收缩，有助于妊娠妇女分娩，还可促进乳腺分泌。这两种激素的分泌颗粒经下丘脑垂体束运输，到达垂体神经部后贮存，进而释放入窦状毛细血管内，再随血液循环到达靶器官和靶细胞发挥作用。因此，神经垂体是下丘脑激素的贮存和释放部位，与下丘脑在结构和功能上是一个整体。

第三节　下丘脑及垂体的生理功能

一、下丘脑-神经垂体内分泌

下丘脑的视上核和室旁核等部位的大细胞神经元轴突延伸投射终于神经垂体，形成下丘脑-垂体束。视上核和室旁核合成的激素有两种，一种是血管升压素（vasopressin，VP）；另一种是缩宫素（oxytocin，OT）。视上核以合成 VP 为主，室旁核则以合成 OT 为主。VP 和 OT 可与同时合成的神经垂体运载蛋白形成复合物，然后以颗粒形式经下丘脑-垂体束的轴浆运输终于神经垂体的末梢并储存。受到适宜刺激时，视上核和室旁核神经元产生兴奋，神经冲动传至轴突末梢并发生去极化，引起 Ca^{2+} 内流，以出胞的方式将囊泡中的激素与运载蛋白一并释放入血。VP 和 OT 又称神经垂体激素。

（一）血管升压素的作用与分泌的调节

人和大多数哺乳动物的 VP 第 8 位氨基酸为精氨酸，故可称为精氨酸血管升压素（aiginine vasopressin，AVP），以区别于其他一些动物的亮氨酸血管升压素，VP 也称抗利尿激素（antidiuretic hormone，ADH），故有升高血压与抗利尿的作用。

1. 生理作用

VP 有 V_1 和 V_2 受体。V_1 受体分布于血管平滑肌；V_2 受体主要分布于肾远曲小管末段和集合管上皮细胞。能引起升压所需的血液 VP 浓度远高于引起抗利尿反应所需的 VP 浓度。在日常饮水的情况下，血浆中 VP 浓度很低，仅 0.1~0.4ng/dl，VP 半衰期仅 15 分钟。这时不能引起升压，机体在脱水和失血等情况下，引起血浆晶体渗透压升高或血容量降低，VP 释放量明显增多，才能与血管平滑肌细胞上的 V_1 受体结合，经 G 蛋白激活 PLC，再经 IP_3-Ca^{2+}-CaMK 途径产生调节效应，引起血管收缩，以维持血压的相对稳定。因此正常时的 VP 只具抗利尿作用。VP 可与肾脏集合管及远曲小管上皮细胞膜上的 V_2 受体结合，经 AC-cAMP 介导促使胞质中的水孔蛋白-2（aquaporin-2，AQP-2）镶嵌到上皮细胞顶端膜，增强水的重吸收，使尿液浓缩，产生抗利尿效应。血容量下降或血浆渗透压升高时可反射性地引起 VP 分泌增加，以使血容量与血浆渗透压保持相对稳定。

VP 缺乏，如下丘脑病变累及视上核和室旁核时，VP 的合成与释放发生障碍或集合管上皮 V_2 受体缺陷可导致尿崩症，排出大量低渗尿，引起严重口渴。

此外，VP 还具有增强记忆、调制疼痛等作用。

2. 分泌的调节

VP 的分泌主要受血浆晶体渗透压、循环血量和血压变化的调节，以血浆晶体渗透压改变的调节作用最强且最早。血浆晶体渗透压仅 1% 的变化就可通过渗透压感受器刺激下丘脑大细胞神经元释放 VP，使血浆渗透压得以恢复。循环血容量和血压升高分别刺激容量感受器和压力感受器，抑制 VP 的释放。容量感受器和压力感受器对相应刺激的敏感性要比渗透压感受器低，一般需要循环血量或动脉血压降低 5%~10% 及以上时，才能刺激 VP 释放。但循环血量或动脉血压降低时，可降低引起 VP 释放的血浆晶体渗透压浓度阈，即提高渗透压感受器对相应刺激的敏感性；反之，当循环血量或动脉血压升高时，可升高引起 VP 释放的血浆晶体渗透压浓度阈，即降低渗透压感受器的敏感性。

（二）缩宫素

OT 又称催产素，由于 OT 与 VP 均为九肽，化学结构非常相似，因此在生理作用方面有一定交叉重叠，大剂量 OT 可引起轻度的 VP 抗利尿效应，大剂量 VP 可出现轻度的 OT 子宫收缩作用。

1. 生理作用

OT 的主要生理作用是在分娩时刺激子宫收缩和在哺乳期促进乳汁排出。OT 经 G 蛋白激活 PLC，再经 IP_3-Ca^{2+}-CaMK 途径产生调节效应。

（1）对乳腺的作用：OT 是促进乳汁排放的关键激素。妇女哺乳期乳腺腺泡可不断分泌乳汁，贮存于腺泡中，婴儿吮吸乳头时，传入信息抵达下丘脑，兴奋室旁核分泌 OT，然后通过下丘脑-垂体束促使神经垂体释放 OT 入血，OT 使乳腺腺泡周围具有收缩性的肌上皮细胞收缩，腺泡内压力增高，使乳汁从腺泡经输乳管由乳头排出。引起经典的神经-内分泌反射，即射乳反射。

（2）对子宫的作用：OT 可促进子宫平滑肌收缩，但此种作用与子宫的功能状态有关。OT 对非孕子宫的作用较弱，而对妊娠子宫的作用比较强。雌激素能增加子宫平滑肌对 OT 的敏感性，而孕激素则相反。

2. 分泌的调节

OT 分泌的调节属于神经-内分泌调节。最有力的刺激是分娩过程中胎儿对子宫颈的机械性扩张刺激，可通过正反馈机制反射性引起 OT 神经元分泌，OT 可使 Ca^{2+} 向子宫平滑肌细胞内大量转移，提高肌细胞内的 Ca^{2+} 浓度，可能通过钙调蛋白的作用并在蛋白激酶的参与下，诱发子宫平滑肌细胞收缩，因而起到催产作用。

由于乳头含有丰富的感觉神经末梢，婴儿吮吸乳头时，对乳头的刺激除能使下丘脑的室旁核 OT 神经元兴奋并引起射乳反射外，还可引起下丘脑多巴胺能神经元兴奋，使 β-内啡肽释放增多。下丘脑 GnRH 神经元的活动受多巴胺及 β-内啡肽影响。两者均可抑制下丘脑 GnRH 的释放，使腺垂体促性腺激素分泌减少，导致哺乳期月经周期暂停。由于哺乳活动可反射性引起催乳素（prolactin，PRL）和 OT 释放，不仅可促进乳汁分泌与排出，同时加速产后子宫的复原。此外，性交时阴道及子宫颈受到的机械性刺激也可反射性引起 OT 分泌和子宫平滑肌收缩，有利于精子在女性生殖道内运行。

二、腺垂体激素

腺垂体至少分泌 7 种激素，即生长激素（growth hormone，GH）、催乳素（prolactin，PRL）、促黑（素细胞）激素（melanocyte stimulating hormone，MSH）、促甲状腺激素（thyroid stimulating hormone，TSH）、促肾上腺皮质激素（adrenocorticotropic hormone，ACTH）、促卵泡激素（follicle stimulating hormone，FSH）和黄体生成素（luteinizing hormone，LH）。TSH、ACTH、FSH、LH 四者均特异作用于各自的外周靶腺，统称垂体促激素（tropic hormone）；GH、PRL 与 MSH 则分别直接作用于各自的靶细胞或靶组织。

（一）生长激素

GH 是腺垂体中含量最多的激素。人的 GH 由 191 个氨基酸残基构成，属于蛋白质类激素，分子量为 22kDa，其化学结构与人催乳素十分相似，均为同一家族成员，故其生理作用有一定的交叉性。不同种属的 GH，其分子量与氨基酸组成不同，故 GH 具有种属特异性，除猴以外，由其他动物垂体提取的 GH 对人类均无效。

成人血清中 GH 的基础水平不足 0.3μg/dl，受年龄和性别的影响，通常儿童高于成年人，女性高于男性，但一般不超过 1μg/dl。GH 基础分泌呈节律性脉冲式释放，脉冲的周期与年龄、性别有关，青春期及青春后期平均可达 8 次/天，青年女性 GH 的连续分泌比男性明显，最高可达 6μg/dl，可能与性激素水平有关。在人的一生中，青年期 GH 分泌率最高，平均为 60μg/（kg·24h），随年龄的增长而逐渐减少。血清中 GH 水平还受睡眠、运动、血糖及性激素水平等多种因素的影响。入睡后 GH 分泌明显增加，约 60 分钟达高峰，以后逐渐降低。50 岁以后睡眠期间的 GH 峰逐渐消失，至 60 岁时仅约青年期的 50%。血中 GH 的半衰期为 6~20 分钟。肝肾是 GH 主要的降解部位。

血中 GH 以结合型与游离型两种形式存在。GH 与高度特异性的生长激素结合蛋白（GH-binding protein，GHBP）结合，结合型 GH 占 GH 总量的 40% ~

45%。结合型 GH 成为 GH 的外周储存库，与游离型 GH 保持动态平衡，并决定血中游离型 GH 水平及进入组织和达到细胞膜表面的量。

1. GH 的生理作用

GH 的主要作用是促进生长，故也称为躯体刺激素。对机体的各组织器官产生广泛的影响，尤其是对骨骼、肌肉及内脏器官的作用更为显著，因此其影响遍及全身。GH 也能调节物质代谢；此外，还参与机体的应激反应与免疫调节。

（1）促进生长：机体的生长与许多激素有关，但发挥关键作用的是 GH。GH 能促进骨、软骨、肌肉及其他组织细胞分裂增殖，蛋白质合成增加，从而促进机体的生长发育。GH 的作用在青春期达到高峰，在长骨骺闭合前，GH 直接刺激骨生长板前软骨细胞分化为软骨细胞，同时加宽骺板，骨基质沉积，并使与骨增强相关的细胞对胰岛素样生长因子（insulin-like growth factor，IGF-1）反应性，促进骨的纵向生长。IGF-1 使软骨细胞增殖为骨细胞，促进其生长发育。实验证明，摘除幼年动物的垂体可致生长停止，及时补充 GH 即可恢复生长。因此，幼年时 GH 分泌过少会引起机体生长停滞、身材矮小，称为侏儒症（dwarfism）；幼时 GH 分泌过多，则引起全身组织，尤其是软骨组织、骨骼、内脏等过度生长，出现身材高大与体重较重的巨人症（giantism）。若成年后出现 GH 分泌过多时，由于骨骺已闭合，长骨不能再生长，但仍可促进四肢末端的短骨、鼻骨、下颌骨以及软组织、内脏等的异常生长，因此出现鼻大唇厚、下颌与额部突出、手足粗大的肢端肥大症。

GH 除直接作用于组织，使其生长发育外，GH 还可诱导靶细胞产生一种能促进生长的肽类物质，GH 可通过它的中介实现其促生长作用，因此将此肽类物质称作生长素介质（somatomedin，SM）。由于 SM 的化学结构与功能和胰岛素相似，又称为 IGF，但值得提出的是，GH 引起的有些生理作用并不完全依赖于 IGF 的存在，也能直接发生作用，如促进脂肪分解，加强肝脏合成蛋白质等。IGF 是一个家族，成员有 IGF-1 与 IGF-2。二者的氨基酸组成有 62% 相同。GH 的促生长作用主要和 IGF-1 有关，而主要产生于胚胎期的 IGF-2 则对胎儿生长起着重要作用，胚胎期血内 IGF-2 水平高于 IGF-1，但实验显示胚胎期的生长也需

IGF-1 的参与。

（2）调节代谢：GH 能调节糖、脂肪、蛋白质等物质的代谢。GH 可抑制外周组织对糖的摄取与利用，减少葡萄糖的消耗，提高血糖水平。如 GH 分泌过高，可导致垂体性糖尿。GH 能抑制脂肪细胞分化，减少三酰甘油积蓄；激活对激素敏感的脂肪酶，促进脂肪分解与脂肪酸的氧化，提供能量，并使组织特别是肢体的脂肪量减少；使机体的能量来源由糖代谢向脂肪代谢转移，有助于促进生长发育和组织修复。GH 可促进蛋白质代谢，总效应是合成大于分解，特别是促进肝外组织蛋白质合成，如促进氨基酸进入肌肉细胞利用，减少尿氮，呈正氮平衡；加强 DNA、RNA 的合成。

此外，GH 在多个环节发挥作用，如可促进胸腺发育，刺激 B 淋巴细胞产生抗体，增强自然杀伤细胞（NK 细胞）和巨噬细胞的活性等，因而能维护免疫系统的功能；GH 也可影响造血系统功能，如刺激骨髓的增生。此外，GH 对促进乳汁分泌、刺激乳腺增生也有一定作用。

2. 生长激素分泌的调节

（1）下丘脑对 GH 分泌的调节：GH 的分泌受下丘脑通过 GRH 与 SOM 的双重调节，二者分别经 G_s 和 G_i 蛋白偶联受体发挥刺激和抑制效应（图 6-3-2）。通常情况下 GRH 作用占优势，GRH 对 GH 的分泌起经常性的调节作用。在应激状态下，由于 GH 分泌过多，SOM 即发挥作用抑制 GH 分泌。GRH 还能促进 GH 基因转录和腺垂体细胞的增生与分化。GRH 的神经元主要位于下丘脑弓状核；SOM 的神经元主要分布于下丘脑室周区和弓状核等处，这些核团之间存在双向突触联系，形成复杂的神经环路，通过多种神经肽或递质相互促进与制约，共同调节 GH 的分泌。

GH 又可通过负反馈抑制下丘脑的 GRH 分泌与腺垂体的 GH 分泌。摘除垂体后的大鼠血中 GH 浓度降低，而下丘脑内 GRH 的含量却有所增加。在大鼠侧脑室内注射 GRH 可引起下丘脑内 GRH 的含量减少，GH 分泌减少及 GH 脉冲性释放的抑制表明，GRH 对其自身释放也有负反馈调节作用。此外，血液中的 IGF-1 可通过刺激下丘脑分泌 SOM，转而引起对 GH 分泌的抑制作用，IGF-1 还可能直接作用于腺垂体，抑制其分泌 GH。因此，IGF-1 可通过下丘脑和垂体两个水平对 GH 的分泌产生负反馈调节。

（2）昼夜节律的影响：人在觉醒状态下，GH 分泌较少，进入慢波睡眠后，GH 分泌明显增加，在 60 分钟左右，血中 GH 达到高峰，转入异相睡眠后，GH 分泌又减少。可见在慢波睡眠期 GH 分泌增加，有利于促进机体的生长和体力的恢复。

（3）其他因素的影响：饥饿、运动、低血糖、血中某些氨基酸增多、应激等使能量供应缺乏或耗能增加时，均可使 GH 分泌增加，游离脂肪酸增多的影响则各说不一，可能是促进分泌，但亦有抑制分泌的报道。

此外，甲状腺激素、胰高血糖素、雌激素、雄激素均可促进 GH 分泌。在青春期，血中雌激素或雄激素浓度增高，可使 GH 分泌明显增加而引起青春期突长。

（二）催乳素

人催乳素细胞分泌的催乳素（PRL）是含 199 个氨基酸的蛋白质，分子量为 22kDa。成人血浆中 PRL 浓度低于 20μg/L，妊娠时 PRL 增高，妊娠末期可达 200 ~500μg/L，产后逐渐下降。PRL 也有类似 GH 的昼夜节律和分泌脉冲。其半衰期约为 20 分钟。PRL 及其受体在垂体外组织也有广泛分布。

1. 催乳素的生理作用

PRL 的作用广泛，除对乳腺和性腺的发育及分泌起重要作用外，还参与应激反应和免疫调节。

（1）对乳腺的作用：PRL 可促进乳腺的发育，发动并维持乳腺泌乳，故名催乳素。在女性一生的不同时期发挥着不同的作用。在青春期乳腺的发育中，雌激素、孕激素、生长激素、皮质醇、甲状腺激素及 PRL 起协同作用。在妊娠期，随 PRL、雌激素与孕激素分泌增多，乳腺组织进一步发育，乳腺增生，脂肪沉积，乳房的体积增大并具备泌乳能力但不泌乳，是由于此时血中雌激素与孕激素浓度过高，抑制 PRL 的泌乳作用。分娩后，血中的雌激素和孕激素水平急剧下降，加之乳腺的 PRL 受体又增加约 20 倍，乳腺上皮细胞对 PRL 的敏感性大为增强，PRL 才能发挥始动和维持泌乳的作用。

（2）对性腺的作用：在哺乳类动物，PRL 对卵巢的黄体功能有一定的作用，如啮齿类，PRL 与 LH 配合，促进黄体形成并维持孕激素的分泌。PRL 对人类的卵巢功能也有一定的影响，随着卵泡的发育，卵泡内的 PRL 含量逐渐增加，并再次级卵泡发育为成熟卵泡的过程中，颗粒细胞在 FSH 的刺激下出现 PRL 受体。PRL 与其相应的受体结合后，刺激 LH 受体生成，LH 与其受体结合后，促进排卵并形成黄体，黄体分泌孕激素及雌激素。实验表明：小量的 PRL 对卵巢雌激素与孕激素的合成有促进作用，而大量的 PRL 则有抑制作用。患闭经溢乳综合征的妇女，临床表现的特征为闭经、溢乳与不孕，而血中 PRL 浓度却异常增高。这是由于血中高浓度的 PRL 可负反馈抑制下丘脑分泌 GnRH，减少腺垂体分泌 FSH 和 LH，从而导致无排卵及雌激素水平低下，用溴隐亭治疗后，症状即可缓解。

在男性，PRL 可维持和增加睾丸间质细胞 LH 受体的数量，提高睾丸间质细胞对 LH 的敏感性，促进性成熟。但患慢性高催乳素血症时，可因睾酮的合成和精子的生成减少而造成生育能力低下。

（3）参与应激反应：应激刺激时血中 PRL 浓度升高，并常与 ACTH 和 GH 浓度的升高同时出现，刺激停止以后数小时才逐渐恢复正常水平，因此是参与应激反应的重要激素之一。

（4）其他作用：PRL 可调节机体的免疫功能，PRL 协同一些细胞因子促进淋巴细胞的增殖，转而促进 B 淋巴细胞分泌 IgM 和 IgG，导致抗体产量增加，增强免疫功能。此外，PRL 还有微弱的促生长作用，以及可促进胰岛素分泌和骨髓造血等。

2. 催乳素分泌的调节

PRL 的分泌受下丘脑 PRF 与 PIH 的双重调节，前者促进 PRL 分泌，而后者则抑制其分泌，平时以 PIH 的抑制作用为主，因为切断垂体柄可使血中 PRL 水平升高。现已明确，PIH 主要是多巴胺，它能诱导细胞膜超极化，减少 Ca^{2+} 内流，还可抑制 cAMP 介导的基因转录。除多巴胺外，SOM、GABA 也有抑制 PRL 分泌的作用；而 PRH 认为是下丘脑中的 31 肽催乳素释放肽（PRP）。在哺乳期婴儿吮吸乳头的刺激引起的传入神经冲动经脊髓上传到下丘脑，通过减少正中隆起释放多巴胺，解除多巴胺对 PRL 细胞的抑制，从而使腺垂体的 PRL 分泌增加。

血中 PRL 升高可易化下丘脑多巴胺能神经元，多巴胺又可直接抑制下丘脑 GnRH 和腺垂体 PRL 的分泌，降低血中 PRL 水平，产生负反馈调节作用。此外，雌激素刺激腺垂体催乳素细胞增殖和基因表达等环节影响 PRL 的分泌。而甲状腺激素则可抑制 PRL 的分泌。

（三）促激素

腺垂体分泌四种促激素，即 TSH、ACTH、LH 和 FSH，分泌入血后分别作用于各自的外周内分泌靶腺，即甲状腺、肾上腺皮质与两种性腺，促进它们的活动，故统称为促激素。下丘脑、腺垂体及其靶腺三者构成了激素分泌的三级水平调节系统，即下丘脑-腺垂体-甲状腺轴、下丘脑-腺垂体-肾上腺皮质轴和下丘脑-腺垂体-性腺轴，将在有关章节中叙述。

第四节　垂体瘤

一、概述

垂体瘤是指起源于垂体前叶细胞的肿瘤，绝大多数是良性肿瘤，占颅内肿瘤的 10%~15%。临床可表现为激素分泌过多（如肢端肥大症、库欣综合征等），也可为功能减退（如闭经、性功能低下等），或者为占位病变（如视力改变、颅内压增高等），少数为体检发现垂体腺瘤。

二、临床表现

（一）垂体瘤引起的神经症状

1. 头痛

可能由鞍区扩张造成。头痛性质无特异性。

2. 复视

由腺瘤侧方扩张致动眼神经受压引起。

3. 垂体卒中

由腺瘤内突然出血引起，可引起剧烈头痛及复视。

4. 脑脊液鼻漏

由腺瘤向下方扩张引起，是不常见的临床表现。

（二）视力缺陷

视力损害是促使无功能垂体腺瘤患者就医最常见的症状，其中超过 80% 为促性腺激素瘤。腺瘤的鞍上扩张引起视交叉受压也可导致视力障碍。

患者最常见的症状是颞侧视野缺损（双颞侧偏盲）。可单眼或双眼受累，如为双眼，受累程度可轻重不同。当视交叉受压更严重时，视敏度可下降。其他类型的视力损害亦可发生。因此，当出现任何无法解释的视力损害类型时，应当怀疑垂体瘤病变。

视力缺陷通常是逐渐发生的，以至于很多患者数月甚至数年都不会求助于眼科医生。即使就医，除非行视野检查，可能仍不能明确视力缺陷的原因，可进一步延误诊断。

（三）激素缺乏表现

虽然垂体瘤可以以神经系统症状为首发表现，但经仔细病史询问，很多患者在出现首发表现时会有垂体激素缺乏的症状。然而这些症状通常不是患者就诊的原因。促性腺激素缺乏是最常见的垂体激素缺乏，可导致男性和女性的性腺功能减退，表现为性功能下降、月经紊乱、不孕不育等。

（四）激素分泌过多表现

血清催乳素水平升高可引起溢乳、不孕、不育。血清生长激素过度增高在成人可引起肢端肥大症，儿童骨骺端闭合前引起巨人症。肢端肥大症患者常伴高血压、糖尿病、糖尿量异常。垂体 ACTH 分泌过多可刺激肾上腺皮质细胞，引起皮质醇增高和库欣综合征。库欣综合征患者可出现以向心性肥胖、水牛背、多毛、痤疮等特征性的临床表现。

三、病因与发病机制

垂体瘤的病因和发病机制尚未完全阐明。目前的研究认为垂体瘤的发展分为起始、促进两个阶段。垂体细胞先发生突变，为起始阶段。然后在内外因素促进下突变的细胞增生，发展为垂体瘤，为促进阶段。

许多研究已证实垂体瘤为单克隆起源，有多种因素共同参与垂体瘤的形成。早期 DNA 改变（GSP 突变，11q13 抑癌基因失活）形成突变的垂体干细胞，这些"起始"细胞随后在多种内分泌信号的不规则调节和刺激下（下丘脑激素及受体，旁分泌生长因子）导致肿瘤细胞克隆扩增。分泌各种激素的腺瘤生物学行为和其生长特征都同其原癌基因变化和所受生长因子的作用相关，很少情况下发生恶性转化。恶性可能与第二次癌基因转化相关（包括 RAS 突变，1 号染色体等位基因失活）。

由于参与因素众多，各种调控机制复杂。尽管国内外对垂体瘤发病机制进行了大量研究，并取得不少进展，但确切机制仍需进一步阐释。

四、病理与病理生理

原发于垂体前叶肿瘤，包括腺瘤、不典型腺瘤和癌，其中垂体腺瘤最常见，是鞍区最常见的良性肿瘤。

（一）垂体腺瘤

1. 肉眼观

肿瘤数毫米至数厘米，直径≤1cm 为微小腺瘤，>1cm 为大腺瘤，直径>4cm 者称为巨大腺瘤。功能性腺瘤体积偏小，无功能腺瘤体积偏大。通常肿瘤与周围组织界限清楚，但无完整薄膜，可呈侵袭性生长。切面呈现黄红色或褐色，可伴有出血、坏死及囊性变；除了促甲状腺激素腺瘤质地较硬，其他腺瘤质地较柔软。

2. 显微镜下

通常由嗜酸性细胞、嗜碱性细胞及嫌色肿瘤细胞中的单一细胞构成，也可由多种细胞构成，细胞形态可呈圆形、多角形、高柱状，异型性小，核分裂象少见。细胞排列成弥漫、小梁状、腺样、乳头状、假菊形团等；间质纤维稀少，血管丰富。

根据肿瘤细胞是否产生激素及激素功能分类，分为无功能性腺瘤（激素免疫阴性腺瘤）和功能性腺瘤（均约为50%）。

功能性腺瘤中再根据产生激素功能分为：催乳素（PRL）瘤、生长激素（GH）腺瘤、促性腺激素瘤、促肾上腺皮质激素（ACTH）腺瘤、促甲状腺激素（TSH）腺瘤及多激素腺瘤。其中催乳素瘤最常见，其次为生长激素腺瘤。

（二）垂体不典型腺瘤

肿瘤侵袭性生长，细胞有异型性，核分裂象增多，Ki67 标记指数大于3%以及细胞核 P53 免疫反应阳性，但无转移。

（三）垂体腺癌

来源于腺垂体的恶性肿瘤，肿瘤侵袭性生长，细胞异型性大，核分裂象明显，与不典型腺瘤的最大区别是有脑脊髓或全身转移。

五、诊断与鉴别诊断

（一）实验室和辅助检查

垂体瘤患者激素分泌功能通常通过检测血清或尿液中相应的激素水平可做出判断。对初治患者首先要对常见的内分泌激素水平进行筛查，必要时针对某一激素进行动态试验来评估垂体激素分泌状态。

影像学检查对诊断垂体瘤至关重要，目前最好的检测手段为 MRI。尽管 CT 敏感性也很高，但对视交叉、海绵窦、垂体及邻近鞍区的分辨率与 MRI 相比还存在一定局限。

（二）诊断

垂体腺瘤诊断必须依据临床表现、结合内分泌激素测定、影像学检查等综合判断。这不仅有助于确诊，而且有助于选择最佳的治疗方案。

（三）鉴别诊断

1. 催乳素瘤

对女性绝经前月经量减少，闭经，泌乳或月经正常但不孕；男性乳房发育甚至泌乳患者，需要筛查血清 PRL 水平。催乳素瘤患者往往血清 PRL 水平大于 200ng/ml，继发性高催乳素血症多为轻度增高，一般小于 200ng/ml。

2. 生长激素瘤

对面部变形、肢端明显增大变形的患者进行血清 GH、IGF-1 水平测定。对疑诊患者进行口服葡萄糖耐量试验（OGTT）。生长激素瘤的临床特点为常常合并高催乳素血症，在发病早期无明显肢端肥大，临床上易误诊。当高 PRL 血症应用多巴胺激动剂治疗时不够敏感，肿瘤缩小程度小，应高度警惕可能为生长激素瘤。

3. ACTH 瘤

ACTH 瘤患者临床上有库欣综合征的典型表现，血清皮质醇及其代谢产物明显升高，血皮质醇浓度昼夜变化明显。目前最可靠的筛查为 24 小时尿游离皮质醇。表现为 24 小时尿游离皮质醇升高，伴随血清 ACTH 浓度升高。垂体 MRI 检查可以发现垂体腺瘤，但有 40%~50% 垂体 ACTH 瘤患者 MRI 检查可正常，需要通过岩下窦取血测定皮质醇、ACTH 水平来做出判断。

4. 垂体无功能腺瘤

垂体无功能腺瘤常常无激素过度分泌，多有头痛、视力下降等占位症状，以及影像学检查等诊断，其确诊往往需要术后病理、免疫组化来证实。

5. 促性腺激素瘤

促性腺激素瘤可引起性腺功能减退症，影像学表现明显。血 LH、FSH 等检测不仅有助于诊断，且可用于指导临床。

6. 垂体 TSH 瘤

TSH 瘤相对少见，临床上表现为甲亢症状，激素检测提示血 TSH、T_4 同时升高。

六、治疗

垂体瘤治疗的目标为：切除或者缩小肿瘤占位病变，恢复患者视力，降低激素高分泌状态，保护和恢复正常垂体功能。

(一) 药物治疗

按照垂体功能情况，药物治疗可分为下述两种情况。

1. 腺垂体功能减退者

根据靶腺受损情况，给予适当的激素替代治疗。

2. 腺垂体功能亢进者

(1) PRL 瘤：目前对催乳素瘤而言，治疗首选药物，包括溴隐亭、卡麦角林等多巴胺受体激动剂。

（2）肢端肥大症：多巴胺兴奋剂、左旋多巴可抑制肢端肥大症患者生长激素的分泌。奥曲肽通过抑制下丘脑激素分泌减少生长激素水平。

（3）库欣综合征：酮康唑与皮质醇受体结合，竞争抑制皮质醇的结合。赛庚啶为血清素受体抑制剂，可抑制血清素刺激的 CRH 释放，对库欣综合征有效。溴隐亭、美替拉酮等有时也可奏效。

（4）垂体无功能腺瘤：垂体无功能腺瘤药物治疗效果并不满意，常用药物可选溴隐亭、奥曲肽，但不作为治疗首选。

（二）手术治疗

除催乳素瘤首选采用药物治疗外，其他垂体瘤均宜及早手术摘除。手术治疗目的在于纠正内分泌失调，恢复正常垂体功能；消除占位效应，恢复正常神经功能；获得确切的组织病理学诊断。因而大多数垂体瘤都可以进行手术治疗。

垂体瘤手术入路有三类：①经蝶入路：包括经鼻黏膜下经鼻中隔经蝶窦入路；经鼻黏膜下鼻中隔推移入路；唇下鼻中隔经蝶窦入路。②经颅入路：包括翼点开颅术、额下开颅术、颞下开颅术等。③经颅底入路。随着显微镜技术进步，微创手术越来越普及，经颅底手术日渐被淘汰。

（三）放射治疗

放射治疗主要为手术后的辅助手段，在垂体瘤的治疗中有着举足轻重的作用。垂体瘤术后常规放疗与肿瘤类型明显相关，通常认为无功能腺瘤优于有功能腺瘤。如粒子刀、γ 刀、X 刀。

（四）预后

经颅手术切除垂体瘤主要为解除视神经、视交叉受压，挽救视力、视野，内分泌功能紊乱难以纠正。向蝶窦内伸展的肿瘤手术死亡率高，预后差。经蝶显微外科手术切除垂体腺瘤的疗效较好，垂体腺瘤易于完全切除，预后良好。部分术后或放疗后的垂体腺瘤患者，可能出现垂体功能减退，需要终身靶腺激素替代治疗。

第五节　催乳素瘤

一、概述

催乳素瘤是最常见的垂体腺瘤，占功能性垂体瘤的 40%~60%，也是高催乳素血症最常见的病因。

二、临床表现

催乳素瘤分为微腺瘤（<10mm）、大腺瘤（>10mm）。微腺瘤多见于妇女，通常位于垂体腺内侧。虽然一些肿瘤边界清楚，但如包膜不明显，显示微腺瘤有侵犯特点。大腺瘤多见于男性，位于鞍内，易侵犯邻近部位。催乳素瘤的临床表现有高催乳素血症所导致的内分泌症状和肿瘤压迫症状。也可无任何症状，而影像学偶然发现垂体瘤。

（一）高催乳素血症引起的内分泌症状

1. 女性生育期

①溢乳；②排卵障碍；③月经紊乱；④低促性腺激素导致骨质疏松；⑤高雄性激素表现如多毛、痤疮；⑥性欲降低和情绪变化。

2. 女性绝经后

除了排卵障碍和月经紊乱，其余症状都可能存在。

3. 成年男性

①性欲降低、性能力受损；②少精、不育；③溢乳，少见。

4. 青少年

可表现发育延迟。

（二）肿瘤压迫症状

肿瘤压迫正常腺垂体和鞍外组织，可出现压迫症状。根据肿瘤压迫生长方向和范围表现不同的临床症状，如视野缩小和视力受损、头痛、垂体卒中等。

1. 慢性症状

神经性症状可表现为：①头痛；②肿瘤向上方压迫可出现视交叉综合征、下丘脑综合征、饮食乏味、抗利尿激素分泌失调综合征、阻塞性脑积水；③肿瘤向侧方压迫可表现脑神经受损、复视、上睑下垂等；④肿瘤向下方压迫可出现脑脊液鼻漏、鼻咽部肿瘤等。内分泌方面可表现垂体功能低下。

2. 急性症状

可出现垂体卒中，内分泌方面可表现低血钠综合征、肾上腺皮质危象、低血糖综合征等。

三、病因与发病机制

催乳素瘤的发病机制目前仍未完全阐明。有学者认为垂体的自身缺陷是催乳素瘤形成的起始原因，下丘脑调节功能紊乱起着促进作用。研究发现，某些候选基因与催乳素瘤有关，如肝素结合分泌性转化基因（HST）和垂体瘤转化基因（PTTG），抑癌基因中的 CDKN2A 基因和 MEN-1 基因。由于这些基因的变异解除了垂体干细胞的生长抑制状态，转化成腺垂体细胞，发生单克隆增殖。在下丘脑激素调节紊乱、垂体内局部生长因子及细胞周期调控紊乱等诸多因素的作用下，引起腺垂体激素的自主性合成、分泌，最终形成肿瘤。也有学者认为催乳素瘤的发生可能与催乳素释放因子（PRF）和催乳素释放抑制因子（PIF）的调节紊乱有关。

四、病理与病理生理

催乳素瘤通常是稀疏颗粒的单激素分泌型瘤。部分催乳素是嗜酸性干细胞瘤或催乳素生长激素多激素分泌瘤。光镜下，这些肿瘤不染色，稀疏型，有时有丰富的透明基质或淀粉样沉淀。电镜下，细胞核大，有丰富的粗面内质网和高尔基体；基质颗粒稀疏，球形，颗粒排出明显，沿着胞壁排列。

五、诊断与鉴别诊断

（一）实验室和辅助检查

高催乳素血症患者 PRL 水平可以从高于正常到高于 10 000ng/ml 不等。对于临界值，应在不同时间测定 2~3 次来确定病理性高催乳素血症的存在。

影像学检查首选 MRI，比 CT 能更好地显示软组织和血管结构，无电离辐射。CT 对于软组织显示不如 MRI，需要使用静脉造影剂，有放射线暴露。但当 MRI 禁忌时可选用 CT，如患者体内有金属植入物。另外 CT 适用于诊断含钙化病变的肿瘤，如生殖细胞瘤、颅咽管瘤和脑膜瘤。

（二）诊断

正常人血 PRL 基础浓度一般<20μg/L，生理性的升高可达正常高值的 3 倍。当 PRL 高于 200μg/L 提示催乳素瘤存在，PRL 高于 500μg/L 提示垂体大腺瘤的存在。CT 和 MRI 对垂体微腺瘤诊断很有价值。

（三）鉴别诊断

鉴别诊断主要围绕高 PRL 血症进行。在诊断高催乳素血症时需要对下述因素逐一排除：①妊娠；②药物使用；③其他的功能性原因，如胸壁损伤、肾或肝或系统性和转移性疾病；④原发性甲状腺功能低下。

诊断时还应该考虑：①其他垂体功能对 PRL 水平的影响，确定有无其他垂体高分泌或低下的情况存在；②假如肿瘤压迫到鞍上应做眼神经检测；③当有可能时，做适当检查，寻求 MEN-1 其他证据。

假如彻底的临床、实验室和放射学的检查均未发现病因，高催乳素血症为"特发性"或"病因不明"。随访患者很重要，防止隐匿性垂体微腺瘤或其他下丘脑–垂体病变，当时太小而不能被发现。

六、治疗

目前治疗方案包括多巴胺药物治疗，腺瘤手术切除和放射治疗。多巴胺药物治疗和腺瘤手术切除有效、安全。放射治疗为保守性，常在不能手术和药物治疗情况下进行。

（一）药物治疗

催乳素瘤的治疗首选药物，常用药物为溴隐亭，溴隐亭为一种半合成的麦角生物碱的衍生物，可与 PRL 细胞上的多巴胺 D_2 受体结合产生多巴胺样的作用，抑制 PRL 的合成。其可降低血 PRL 水平，缩小肿瘤，从而改善视野缺损和脑神经受压症状、恢复被抑制的性腺功能。起始剂量 1. 25mg/d，每 1~2 个月测定血清 PRL 水平，调整剂量。

常见的不良反应为恶心、直立性低血压，偶尔伴呕吐。不良反应多在治疗初期出现。与食物同服或从小剂量开始逐步增量可减少不良反应。少见的反应有指端血管痉挛、鼻腔充血、头痛、倦怠、腹痛、便秘等，多在服药 1~2 个月内发生，停药可以缓解。

（二）手术治疗

手术指征：垂体卒中，囊性垂体大腺瘤，药物治疗无效或药物耐受。

（三）放射治疗

药物、手术均无法进行的患者可以考虑放射治疗，仅为术后辅助治疗手段。部分患者放射治疗后引起垂体功能低下，需要终身激素替代治疗。

（四）预后

大多数催乳素瘤经过药物治疗可以缩小，长期预后良好。育龄期妇女药物干预可以成功受孕。部分药物疗效差经过手术或放射治疗可能出现垂体功能减退，需要终身靶腺激素替代治疗。

第六节　垂体前叶功能亢进

垂体前叶功能亢进是指前叶的某一种或多种激素分泌增加，一般由前叶功能性肿瘤引起，少数由下丘脑作用或其靶器官的反馈抑制作用消失所致。垂体前叶功能亢进可以表现为肢端肥大症、高催乳素血症、皮质醇增多症和甲状腺功能亢进症等。

库欣病（Cushing disease）为垂体 ACTH 瘤或 ACTH 细胞增生导致功能亢进，分泌 ACTH 增多，引起双侧肾上腺皮质增生，分泌大量的糖皮质激素出现皮质醇增多症的临床表现。此病约占皮质醇增多症病因的 70%。

继发性甲状腺功能亢进为垂体 TSH 细胞增生或腺瘤引起家族性甲状腺腺体组织增生，分泌过量的甲状腺激素，临床表现为甲状腺功能亢进，T_4 和 TSH 水平同时升高。

下面以肢端肥大症为例进行垂体前叶功能亢进的阐述。

一、概述

肢端肥大症是一种隐匿起病的慢性进展性内分泌疾病。肢端肥大症主要病因是垂体生长激素细胞腺瘤或增生，分泌过多生长激素（GH），导致软组织、骨骼及内脏的增生肥大及内分泌代谢紊乱。临床主要表现为面容改变、手足肥大、皮肤粗厚、内脏增大、骨关节病变及睡眠呼吸暂停综合征等。肢端肥大症发病率为（36~60）/1000 000，男女之比接近 1∶1。发病年龄高峰为 31~40 岁，21~30 岁、41~50 岁组次之。

二、临床表现

(一) 特征性外貌

特征性外貌可表现为面容丑陋、鼻大唇厚、手足增大、皮肤增厚、多汗和皮脂腺分泌过多。随着病程延长更有头形变长、眉弓突出、前额斜长、下颚前突、有齿疏和反咬合、枕骨粗隆增大后突、前额和头皮多皱褶、桶状胸和驼背等。

(二) 垂体腺瘤压迫症状

垂体腺瘤侵犯周围组织可引起头痛、视觉功能障碍、颅内压增高、腕管综合征、垂体功能减低和垂体卒中。

(三) 代谢紊乱

患者可出现胰岛素抵抗、糖耐量减低、糖尿病、血脂紊乱及其相应的急性或慢性并发症。

(四) 心脑血管系统

患者可表现为高血压、心肌肥厚、心脏扩大、心律不齐、心功能减退、动脉粥样硬化、冠心病、脑梗死和脑出血等。

(五) 呼吸系统

患者由于有舌肥大可能影响呼吸，表现为语音低沉、通气障碍、喘鸣、打鼾和睡眠呼吸暂停、呼吸道感染等。

(六) 生殖系统

女性月经减少或闭经、泌乳期延长或无妊娠时出现持续自发性泌乳、不育，男性可出现性功能障碍。

（七）神经系统

患者可表现为不能安静、易怒、暴躁、头痛、失眠、神经紧张、肌肉酸痛等。

（八）其他

骨关节受累患者可出现滑膜组织和关节软骨增生、肥大性骨关节病、髋和膝关节功能受损。患者内脏普遍肥大，发生结肠息肉、结肠癌、甲状腺癌、肺癌等的概率增加。

三、病因与发病机制

垂体前叶功能亢进引起的肢端肥大症患者主要是由于垂体分泌过多的生长激素引起。大多数为生长激素细胞瘤，少数为增生，腺癌罕见。生长激素瘤可自发于突变的生长激素细胞，也可因下丘脑 GHRH 过度刺激或生长抑素作用减弱所致。研究发现，约 40%GH 腺瘤细胞中，介导跨膜信息传递的兴奋性三磷酸鸟苷（GTP）结合蛋白 α 亚单位发生突变，使 GH 的合成和分泌增加，导致 GH 细胞增生，久之则形成 GH 肿瘤。

四、病理与病理生理

GH 过多可加速骨的形成与成熟，促进骨的生长。骨再塑增加，骨转换加快。GH 能增加肠钙吸收、骨形成及骨矿化，增加骨质。在体外，GH 可改变血清磷的昼夜节律变化，使血磷升高，还可使 TRP 增加，改变肾脏磷的最大回吸收与肾小球滤过率比（TMP/GFR），进一步使血磷升高。GH 促进 TRP 增加而抑制 PTH 分泌，从而 PTH 水平下降，也可使血磷升高。由于骨转换增快，GFR 增加，TRGa 减少，会促进高尿钙加重，进一步增加骨病变。GH 可刺激骨膜下骨形成，骨外膜的成纤维细胞分化成为原始成骨细胞，促进新骨形成，而原有正常骨外膜活性再度被激活，骨骺板的软骨内成骨活跃，促使骨骺软骨增生。GH 还可促进关节部位的结缔组织改变，关节囊变厚，脂肪垫纤维化，骨与软骨及骨膜的连接部位纤维组织增生而突出。肢端肥大症的骨质疏松表现有别于其他病因所致骨质疏松的骨量减少，而是钙转换率加快的皮质骨形成增加，骨量增加，可有骨增生又有骨质疏松，或局部如鞍背、鞍底骨质吸收等异常。

GH 过多对机体代谢会带来明显的影响。糖代谢方面，过多 GH 可降低胰岛素的敏感性，有致糖尿病倾向。脂肪代谢方面，GH 促进脂肪动员及分解，使血浆游离脂肪酸增高，生酮作用增强。

五、诊断与鉴别诊断

（一）实验室和辅助检查

1. 血清 GH 水平的测定

由于 GH 呈脉冲式分泌，因此较少用随机 GH 来进行诊断。活动期肢端肥大症患者血清 GH 水平持续升高且不被高血糖所抑制。因此肢端肥大症的诊断，主要是通过用葡萄糖负荷后看血清 GH 水平是否被抑制到正常来判断。

通常使用口服 75g 葡萄糖进行 OGTT，分别在 0 分钟、30 分钟、60 分钟、90分钟及 120 分钟取血测定血糖及 GH 水平，如果 OGTT 试验中 GH 谷值水平<1μg/L，判断为被正常抑制。

2. 血清胰岛素样生长因子（IGF-1）水平测定

GH 作用主要经 IGF-1 介导来完成，血清 IGF-1 水平与肢端肥大症患者病情活动的相关性较血清 GH 更密切。活动期肢端肥大症患者血清 IGF-1 水平往往升高。由于 IGF-1 水平的正常范围与年龄和性别显著相关，因此测定结果应与同年龄、同性别相匹配的正常值范围（正常均值±2 个标准差）对照。当患者血清IGF-1 水平高于与同性别、同年龄相匹配的正常值范围时，判断为血清 IGF-1 水平升高。

3. 血清胰岛素样生长因子结合蛋白-3（IGFBP-3）测定

肢端肥大症患者 IGFBP-3 明显升高，但诊断价值有限。

4. GHRH 兴奋试验和 TRH 兴奋试验

国外资料报道仅约50%患者对 GHRH、TRH 有反应，临床较少使用。

5. 血清 GHRH 测定

有助于诊断以 GHRH 过度分泌所引起的肢端肥大症，准确性高。

6. 血清钙、磷测定

高血钙、高血磷常提示疾病处于活动期。

7. 影像学检查

头颅 MRI 和 CT 扫描可了解垂体 GH 腺瘤大小、腺瘤与邻近组织关系。MRI 优于 CT。高分辨薄分层、增强扫描及动态增强 MRI 扫描等技术可提高垂体微腺瘤的检出率。对大腺瘤采用这些技术可了解腺瘤有无侵袭性生长，是否压迫邻近组织和累及视交叉（鞍旁或鞍下等）。

8. 视力、视野检查

观察治疗前视力、视野改变可以评估病变严重程度，同时可作为治疗效果的评估指标之一。

（二）诊断

根据患者特殊外貌、随机 GH 水平>0. 4μg/L 且口服葡萄糖抑制试验 GH 谷值>1. 0μg/L，影像学检查发现垂体占位，即可诊断。

（三）鉴别诊断

1. 类肢端肥大症

本病为家族性或体质性，自幼有面貌改变，体型高大，外貌类似肢端肥大症，但程度较轻，检查多无异常发现，X 线检查蝶鞍不扩大，血 GH 水平正常。

2. 手足皮肤骨膜肥厚症

患者多为男性青年，外形类似肢端肥大症，但无肢端肥大症的内分泌生化、代谢紊乱表现。血 GH 水平正常，蝶鞍不扩大，颅骨不大，骨骼变化不明显。

3. 无睾巨人症

身材高大，性腺萎缩，指间距离超过身长数，骨骺闭合较晚，骨龄延迟，X 线片显示蝶鞍不大，骨骼结构较巨人症及肢端肥大症患者为小。性腺功能消失，性激素水平变异，GH 水平不高，也无肢端肥大症的其他生化检查及实验室检查等异常发现。

六、治疗

（一）治疗目标

将血清 GH 水平控制到随机 GH<2. 5μg/L，OGTT 时 GH 谷值<1μg/L；使血清 IGF-1 水平下降至与同年龄、同性别相匹配的正常范围内；消除或者缩小垂体肿瘤并防止其复发；消除或减轻临床症状及并发症，特别是心脑血管、呼吸系统和代谢方面，并对并发症进行有效的监控；尽可能保留垂体内分泌功能，已有腺垂体功能减退的患者应做相应靶腺激素的替代治疗。

肢端肥大症治疗后随机 GH 值<2. 5μg/L，OGTT 时 GH 谷值<1μg/L 时，患者生存率与正常人群相似。手术、放射治疗和药物治疗都是达到上述治疗目标可以选择的方法。因此，应根据每例患者的具体情况设计个体化治疗方案。

（二）药物治疗

对于预期手术无法完全切除的大腺瘤且无肿瘤压迫症状的患者，不适合接受手术的患者，包括全身情况较差、难以承受手术风险的患者；因气道问题麻醉风险较高的患者；有严重的全身表现如心脏病、重度高血压和未能控制的糖尿病等患者，或不愿意手术的患者，也可以首选药物治疗。生长抑素类似物是药物治疗中的首选。

1. 生长抑素（SST）类似物

生长抑素（SST）由前体加工成两种生物活性形式，即 SST-14 和 SST-28。

天然的 SST 其血浆半衰期不足 3 分钟，合成的生长抑素类似物，可以模拟 SST 的生理作用、抑制 GH 过度分泌。作用机制为结合 SST 受体，抑制细胞内腺苷酸环化酶，减少 cAMP 的产生，从而抑制 GH 的分泌和细胞增殖。

2. 奥曲肽长效抑制剂（octreotide LAR）

octreotide LAR 作用时间较长，约 4 周。每次肌内注射 20mg，注射间隔一般为 28 天。

3. 兰瑞肽

兰瑞肽作用时间约为 10 天，每次 60mg。若注射疗效不明显，可将注射期间隔缩短至 1 周。

4. SOM230

SOM230 是一种新的 SST 类似物，较奥曲肽对 GH 瘤的抑制作用更强。

5. 多巴胺受体激动剂

多巴胺受体激动剂可通过下丘脑多巴胺受体而抑制 GH 释放。常用的多巴胺受体激动剂包括麦角衍生物溴隐亭和卡麦角林，其最大优点是可口服，并且相对便宜。GH 水平轻中度升高的患者使用这类药物后，有 10%~20% 的患者 GH 和 IGF-1 水平可降至满意水平，其剂量是治疗 PRL 瘤的 2~4 倍。多巴胺受体激动剂的不良反应包括胃肠道不适、直立性低血压、头痛、鼻塞和便秘等。目前国内常用的第一代多巴胺受体激动剂溴隐亭，该药适用于 GH 水平轻度升高的患者。

6. GH 受体拮抗剂

培维索孟（pegvisomant）是第一个用于临床的 GH 受体拮抗剂，其可以阻断 GH 受体二聚体形成，从而阻止 GH 的外周作用。还可以使 IGF-1 水平降至正常，缓解症状及体征，纠正代谢紊乱，且不良反应轻微。但对缩小肿瘤体积作用较小。该药适用于对 SST 类似物抵抗或不耐受的患者。

7. 药物联合治疗

联合使用作用机制不同的药物，可能会起到协同作用。对 SSA 治疗有部分反应的患者，联合多巴胺受体激动剂治疗可以进一步降低 GH 或 IGF-1 水平。

（三）手术治疗

手术切除肿瘤是垂体 GH 腺瘤患者的首选治疗方法。对于微腺瘤患者，以及局灶生长、具有潜在手术治愈可能的垂体大腺瘤患者，推荐将手术作为一线治疗方案，因为手术可以长期有效控制肿瘤，并使相关的生化指标正常化。经鼻蝶窦手术切除垂体腺瘤对肢端肥大症患者安全有效，与其他手术方法（如开颅手术）相比，并发症更少，死亡率更低。

1. 手术方法

垂体腺瘤的手术方法主要是经鼻蝶窦腺瘤切除术，开颅手术只在少数情况下采用。对于新诊断的肢端肥大症患者，传统显微手术的总体治愈率为 57.3%，微腺瘤为 80%~91%，大腺瘤为 40%~52%。内镜下经鼻蝶窦手术是近年广泛开展的微创手术方式，适合切除中、小型腺瘤，也适用于部分大腺瘤，可以帮助提高手术治愈率。部分患者可在术前使用生长抑素类似物治疗，以提高手术疗效。神经导航和术中核磁共振技术可以提高手术切除率。

2. 影响手术效果的主要因素

①肿瘤体积、质地和侵袭性；②术前 GH 和 IGF-1 水平。大量研究资料表明，术前 GH 和 IGF-1 水平与手术疗效呈负相关。未侵袭海绵窦、且术前 GH 和 IGF-1 水平仅略高于正常的微腺瘤，手术治愈可以达到 80% 以上，而侵犯海绵窦或术前 GH>200μg/L 的肿瘤获得治愈的可能性小。

3. 手术治疗的并发症

虽然目前手术治疗肢端肥大症已取得了长足的进展，但仍然存在一定的风险和问题，如可能引起垂体前、后叶功能减退，损伤颅内重要神经、血管和脑组织，引起视神经功能障碍，脑脊液鼻漏或脑膜炎，甚至死亡。垂体 GH 腺瘤患者接受全身麻醉的风险明显高于其他类型的垂体瘤。有充分的证据表明，术者的手术经验与手术治愈率、并发症发生率及死亡率相关，并发症发生率在有经验的神经外科医生中为 3%~10%。因此，垂体腺瘤的手术应在拥有相应学科专家小组的诊疗中心完成，以达到最理想的手术疗效。这个小组应该包括内分泌学、神经外科学、放射外科学、神经病理学和放射影像学等多学科的专家。

（四）放射治疗

放射治疗包括常规放疗、质子刀、X 刀和 γ 刀。放射治疗起效慢，传统的分次放疗通常需要 6 个月至 2 年才能起效，部分需要 5~15 年才能完全发挥作用。

1. 放射治疗适应证

放疗通常不作为垂体 GH 腺瘤的首选治疗方案，因为放疗后血清 GH 水平下降缓慢、可能出现垂体功能低下等并发症。放疗适应证包括：①术后病情缓解不全、残留和复发肿瘤的辅助治疗；②手术后仍存在 GH 高分泌状态的患者；③不能手术的患者，放疗也可作为选择的治疗方法。

2. 放射治疗的并发症

最常见的并发症为垂体前叶功能受损，发生率 30% 左右，通常需要终身激素替代治疗。长期随访研究显示，传统放疗垂体功能受损的发生率较高。少见的并发症还有视力受损、放射性脑坏死和放射后继发恶性肿瘤。特别是对于有脑血管疾病和器质性脑病的患者，放疗潜在的神经精神作用以及继发肿瘤的发生率尚需进一步研究。

（五）预后

肢端肥大症治疗后随机 GH 值<2.5μg/L，OGTT 时 GH 谷值<1μg/L 时，患者生存率与正常人群相似。但大多数肢端肥大症患者预后不好，病残和死亡率较高，与手术、放射治疗引起垂体功能减退，以及并发症如糖尿病、心血管疾病、肺部疾病和恶性病变增加有关。

第七节　垂体前叶功能减退症

一、概述

垂体前叶功能减退症又称腺垂体功能减退症，指垂体前叶激素分泌减少，可以是单种激素减少，也可为多种垂体激素同时缺乏。垂体前叶功能减退可原发于垂体病变，也可继发于下丘脑病变、鞍区占位性病变，表现为甲状腺、肾上腺、性腺等靶腺功能减退。临床症状变化较大，可长期被误诊。补充所缺乏的激素治疗后症状可迅速缓解。

成年人垂体前叶功能减退症又称为西蒙病，生育期妇女因产后垂体前叶缺血性坏死所致者，称为席汉综合征。儿童期发生垂体前叶功能减退，可因生长发育障碍而导致垂体性矮小症。本节主要介绍成人腺垂体功能减退症。

二、临床表现

临床表现各异，无特异性，往往取决于原发疾病、垂体前叶破坏程度、各种垂体激素减退的速度及相应靶腺的萎缩程度。据估计，50%以上垂体前叶组织破坏后才会引起临床症状，75%以上组织破坏时症状明显，组织破坏达95%以上时临床症状比较严重。主要表现为各靶腺功能减退，包括甲状腺、肾上腺、性腺功能减退。如果累及颅咽管或下丘脑还可能出现尿崩或中枢性发热等表现。在靶腺功能减退出现的先后顺序方面，促性腺激素、GH 和 PRL 缺乏为最早表现；TSH 缺乏次之；然后可伴有 ACTH 缺乏。当患者出现 ACTH 缺乏时临床症状较为突出而容易被诊断。

（一）性腺（卵巢、睾丸）功能减退

产后无乳，月经不再来潮，性欲减退，不育，阴道分泌物减少，外阴、子宫和阴道萎缩，阴道炎，性交痛，毛发脱落尤以阴毛、腋毛为甚。成年男子性欲减

退、阳痿、睾丸松软缩小、胡须稀少、无男性气质、肌力减弱、皮脂分泌减少、骨质疏松等。

（二）甲状腺功能减退症

与原发性甲状腺功能减退症相似，但临床表现较原发性者轻。患者常诉畏寒、怕冷、乏力、汗少，皮肤干燥粗糙，通常无甲状腺肿。

（三）肾上腺皮质功能减退症

与原发性慢性肾上腺皮质功能减退症相似，不同的是本病由于缺乏黑素细胞刺激素，故有皮肤色素减退、面色苍白、乳晕色素浅淡。患者常有极度乏力，体力软弱。时有厌食、恶心、呕吐、体重减轻、脉搏细弱、血压低。重症患者可出现低血糖。患者对胰岛素的敏感性增加。

（四）生长激素分泌不足

儿童时起病者可引起侏儒症，成年起病者可有脏器脂肪堆积、乏力明显，长期 GH 不足可致心境低下、抑郁等心理障碍。生长激素分泌不足者在葡萄糖刺激下，胰岛素分泌较正常人分泌少，在用生长激素治疗后，糖耐量改善，胰岛素分泌也可得到一定程度恢复。

（五）精神症状

有些病变如果同时影响到大脑、下丘脑、中脑网状结构等意识中枢，患者可以出现精神症状，如意识障碍、失眠、抑郁、谵妄，可能被误诊为神经官能症、精神分裂症或癔症。

（六）垂体危象

指垂体功能减退性危象（简称垂体危象），在垂体功能减退症基础上，各种应激如感染、腹泻、呕吐、失水、饥饿、寒冷、中暑、手术、外伤、麻醉、酗酒及使用镇静药、安眠药、降糖药等均可诱发垂体危象。临床表现可为下述不同类型：①高热型（体温高于 40℃）；②低温型（体温低于 30℃）；③低血糖型；④低血压、循环衰竭型；⑤水中毒型；⑥混合型。各种类型可伴有相应的临床症状，突出表现为消化系统、循环系统和神经精神方面的症状，诸如高热、循环衰竭、休克、恶心、呕吐、头痛、低血糖、谵妄、抽搐、昏迷等严重垂危状态。

三、病因与发病机制

（一）原发性

1. 先天遗传性

如 Kallmann 综合征、Laurence-Moon-Biedl 综合征、Prader-Willi 综合征等。

2. 垂体肿瘤

包括原发性鞍内和鞍旁肿瘤、转移性肿瘤。

3. 垂体缺血性坏死

如产后、糖尿病、颞动脉炎和动脉粥样硬化。

4. 蝶鞍区手术、放疗和创伤。

5. 垂体感染和炎症

如脑炎、脑膜炎、流行性出血热、梅毒或疟疾等。

6. 垂体卒中

多见于垂体瘤内出血、梗死、坏死等。

7. 垂体浸润

血色病、组织细胞增生症中的 Hand-schùller-Christian 病、肉芽肿等。

8. 其他

如自身免疫性垂体炎、空泡蝶鞍、海绵窦处颈内动脉瘤等。

（二）继发性

1. 垂体柄破坏

手术、创伤、肿瘤、血管瘤等。

2. 下丘脑病变及中枢神经系统疾患

该部位的肿瘤、炎症、浸润性病变（如淋巴瘤、白血病）、肉芽肿（如结节病）等，以及糖皮质激素长期治疗和营养不良对该部位的影响。

四、病理与病理生理

下丘脑和垂体的病理改变随病因而异。垂体或下丘脑肿瘤、感染、浸润性病变、放射损伤、外伤等均有相应的病理特点。产后大出血所致者，垂体前叶呈大片缺血性坏死，垂体柄及后叶较少累及，垂体动脉有血栓形成。产后 10 天内死亡者，坏死区周围尚有一层吞噬细胞群，其附近可见纤维蛋白性血栓。以后坏死区发生纤维化，垂体显著缩小。

受累靶腺（甲状腺、肾上腺皮质、性腺）可呈不同程度的萎缩。生殖器官因缺乏雌二醇的支持而显著萎缩。幼年或少年发病者骨骼的发育受限，内脏器官多小于正常。

五、诊断与鉴别诊断

（一）实验室和辅助检查

激素测定及动态试验对全身的内分泌功能状态和病变的定位有帮助，MRI 或 CT 等影像学检查也是必需的检查项目。

（二）诊断

垂体前叶功能减退症的诊断应包括病因的确定和内分泌功能状态的评价。仔细询问病史可为病因诊断提供线索，如产后大出血、昏迷、休克，以及产后无乳汁分泌、产后闭经和阴毛、腋毛脱落的病史提示 Sheehan 综合征；颅内感染、头颅外伤、手术、X 线照射病史提示垂体前叶可能被破坏。垂体前叶功能减退症患者一般表现为全身性症状，包括面色苍白、皮肤色淡、疲倦乏力、毛发脱落、畏寒、精神淡漠、饥饿时易昏迷等，女性患者可有乳房萎缩、继发性闭经。男性可有睾丸萎缩、性欲或性功能减退、阳痿。

（三）鉴别诊断

1. 神经性厌食

该病患者多为年轻、未婚女性，常有自行减肥史，可逐步发展到厌食、明显消瘦、精神抑郁、固执。伴有性功能减退者表现为闭经或月经不调，第二性征减退，乳房萎缩，阴毛、腋毛脱落，有时伴畏寒、乏力。实验室检查可发现促性腺激素和性激素下降，甲状腺功能正常或偏低，其他激素功能减退不明显。

2. 多靶腺功能低下

多发性自身免疫性内分泌腺功能低下患者皮肤色素加深，黏液水肿多见。而垂体前叶功能减退症患者皮肤色素变浅，很少出现黏液水肿。如垂体前叶激素有升高有助于明确诊断。

3. 慢性消耗性疾病

慢性消耗性疾病（如结核、恶性肿瘤等）可伴有消瘦、食欲缺乏、乏力、性功能减退等非特异性症状，易与垂体前叶功能减退混淆。但慢性消耗性疾病多有原发病的表现，可资鉴别。应该注意的是，慢性消耗性疾病如合并有明显的营养不良，也可引起垂体前叶功能减退，不过一般都不严重，且于营养状态改善后垂体前叶功能可逐渐恢复。

六、治疗

（一）一般治疗

．垂体前叶功能减退症患者宜进食高蛋白、高热量、高维生素膳食，注意维持水、电解质平衡，不宜过多饮水，并保持作息正常，规律饮食。垂体危象常见于未经确诊的部分或全垂体功能减退症，遇寒冷、疲劳、饥饿、感染、外伤、手术或是麻醉时出现，尽量避免感染、过度劳累和应激等刺激。

（二）药物治疗——靶腺激素替代治疗

靶腺激素替代疗法是对本病的有效治疗方法，但需要长期、甚至终身维持治疗，需因人而异。

1. 肾上腺激素替代疗法

生理剂量的氢化可的松 20~30mg/d，泼尼松 5~7.5mg/d。应激情况下需适当增加剂量。

2. 甲状腺激素替代疗法

生理剂量的左旋甲状腺激素 50~100μg/d。治疗过程中应在补充糖皮质激素之后再补充甲状腺激素，以防肾上腺危象的发生。

3. 性激素替代疗法

育龄女性可采取人工周期疗法，炔雌醇 5~20μg/d，妊马雌酮（结合型雌激素）0.625~1.25mg/d（月经周期第 1~25 天），甲羟孕酮（安宫黄体酮）5~10mg/d（月经周期第 12~25 天）。丙酸睾酮每周 50mg 肌内注射，对男子性腺功能减退症有效，男性可予十一酸睾酮 40mg 每日 3 次口服，但应防止前列腺癌的发生。

对于有生育需求者，女性可先用雌激素促进子宫生长，再周期性应用雌激素和黄体酮 3~4 个月诱导月经形成，然后可用 HMG 75~150U/d，持续两周，刺激卵泡生长，肌内注射 HCG 2000U 诱导排卵；男性可用 HCG2000U 肌内注射，一周 3 次，持续 4 个月，然后肌内注射 HMG 75U，一周 3 次，以期精子形成。

4. 生长激素替代疗法

生长激素缺乏症状在儿童患者比较明显，而成人患者的症状比较隐匿。但近年的研究发现，成人的生长激素缺乏也应使用激素替代。现在已经有国产的人重组生长激素供应，可用于生长激素缺乏症患者。生长激素缺乏的成人予以激素替代能维持身体的正常组成，增加对运动的耐受性和肌力，改善心脏功能，预防骨质疏松。但运用生长激素过量可能导致水肿，血压升高、腕管综合征，糖耐量下降，成人长期使用生长激素的其他不良反应尚有待进一步临床观察。

（三）并发症的治疗——垂体危象的处理

1. 静滴葡萄糖

快速静脉注射 50%葡萄糖溶液 40~60ml 后，继以静脉滴注 5%~10%葡萄糖静脉滴注，以抢救低血糖及脱水。

2. 激素

补液中需加氢化可的松，每日 200~300mg，或用地塞米松静脉或肌内注射。

3. 低温者

可用热水浴疗法、电热毯等将病人体温回升至 35℃以上，并开始用小剂量甲状腺激素制剂。

4. 高热者

用物理和化学降温法，并及时去除诱发因素，慎用药物降温。

5. 水中毒者

记出入液量，除应用糖皮质激素外，严格控制入液量，每日水平衡保持在负 1 升内。

（四）病因治疗

肿瘤患者可选择手术、放疗或化疗；对于鞍区占位性病变，首先必须解除压迫及破坏作用，减轻和缓解颅内高压症状。对于出血、休克而引起缺血性垂体坏死，关键在于预防，加强产妇围生期监护，及时纠正产科病理状态。

（五）预后

腺垂体功能减退症为慢性终身性疾病，其预后与病因有关。垂体瘤引起者预后较差，可引起视力障碍和颅内压增高。产后大出血所致者预后相对较好，及时适当的激素替代治疗，患者生活和工作能力可接近正常，如果未进行及时诊断和治疗，患者可丧失劳动力，并可能因为各种应急因素诱发垂体危象而危及生命。

七、预防

垂体瘤进行手术治疗时慎重，严格掌握适应证，选择有经验的医生。怀孕妇女在生产过程避免大出血和及时抢救治疗。禁用或慎用吗啡等麻醉剂、巴比妥安眠药、氯丙嗪等中枢神经抑制药物及各种降糖药物，以防止诱发昏迷。

第八节　生长激素缺乏症

一、概述

人的生长受诸多因素的影响，生长激素（growth hormone，GH）对身高的增长起着十分重要的作用。生长激素缺乏症（growth hormone deficiency，GHD）是由于垂体前叶合成和分泌 GH 不足，或 GH 作用缺陷等所致，是儿童矮小症的病因之一。患者主要的临床表现为生长发育障碍，身高低于同年龄、同性别正常健康儿童平均身高两个标准差，或低于正常儿童生长曲线第 3 百分位。发生率为（20~25）/10 万。

二、临床表现

原发性病因所致的 GHD 多见于男童，男∶女为 3∶1。患儿出生时身长和体重均正常，发病年龄多在 1 岁以后表现出临床症状。主要的表现有：生长障碍、特殊面容体型、青春发育延迟及代谢紊乱。

（一）生长障碍

患儿多在 1 岁以后出现生长速度减慢，年生长速率<5cm，身高低于同年龄、

同性别正常健康儿童平均身高两个标准差，或生长曲线第 3 百分位数以下。随着年龄的增长，生长落后更明显，年生长速率 2~3cm。矮小的特征为匀称性矮小，上部量/下部量比例正常，符合身高对应年龄的比值。患儿骨龄落后 2 岁以上，接近身高对应的年龄。智力发育正常，智力与实际年龄一致。

（二）特殊面容

患儿体形偏胖，皮肤白皙、细腻。面圆，头发纤细，面容幼稚，面痣较多。出牙延迟，牙齿排列不整齐。下颌偏小，颏部发育不良。腹部脂肪堆积，联合促性腺激素缺乏者，男童表现为小阴茎，女童外生殖器幼稚。

（三）青春发育延迟

患者青春期明显延迟，男童 16 岁、女童 14 岁以后第二性征才开始出现，没有青春期生长突增。联合促性腺激素缺乏者，表现为性腺功能低下。

（四）代谢紊乱

由于 GH 缺乏，致使蛋白质、脂肪、糖代谢异常，表现为不同程度的体力活动减少，运动能力下降。血胆固醇、甘油三酯、低密度脂蛋白胆固醇升高，高密度脂蛋白胆固醇降低，对胰岛素敏感性下降，成年罹患心血管疾病及糖代谢异常增高。合并有促甲状腺激素减低者，可以表现为甲状腺功能低下的症状。联合有促肾上腺皮质激素减低者，可以出现低血糖及肾上腺皮质功能减退的表现。

继发性因素所致者，症状可以出现在任何年龄，并伴有原发器质性疾病的表现。颅内占位性病变及肿瘤患儿可表现头痛、呕吐、视野缺损及视神经受压迫的症状和体征。鞍区受累者常伴有多尿、多饮、少汗等尿崩症表现。

三、病因与发病机制

各种原因所致的下丘脑-垂体合成及分泌 GH 障碍，或 GH 的效应细胞对 GH 无反应是 GHD 的主要病因。多数原因为原发于下丘脑-垂体的结构缺陷或功能异常，部分为继发因素引起下丘脑-垂体损伤。

（一）原发性

1. 下丘脑-垂体功能障碍

下丘脑-垂体功能障碍为 GHD 的最常见病因，其中下丘脑功能障碍较垂体更为常见。机制为神经递质-神经激素功能途径的缺陷，引起生长激素释放激素（growth hormone releasing hormone，GHRH）分泌不足，或 GH 释放抑制激素分泌增多，致使 GH 合成和分泌障碍，称为 GH 神经分泌功能障碍（growth hormone neurosecretory dysfimction，GHND），而并非垂体本身的病变。这类患者做 GH 刺激试验 GH 峰值是正常的，但检测 24 小时 GH 或夜间 GH 分泌的频率及峰值是下降的。

2. 下丘脑-垂体结构异常

垂体不发育、发育不良或空蝶鞍均可引起 GH 合成和分泌障碍，视中隔发育不全常合并有垂体的发育异常。

3. 遗传因素

GHD 病因中约 5% 为基因异常所致。调控 GH 合成分泌的相关基因缺陷有：GH-1、GHRH 基因缺陷引起孤立性的 GH 合成障碍，而不影响其他垂体激素，称为特发性生长激素缺乏症（idiopathic growth hormone deficiency，IGHD）。IGHD 根据不同的遗传方式分为三型：常染色体隐性遗传为 I 型、常染色体显性遗传为 II 型、X 连锁遗传为 III 型。GHRH 受体基因缺陷引起家族性 IGHD。GH 分子结构异常，也可以表现为 IGHD，但检测 GH 分泌功能及 GH 水平是正常的。垂体 Pit-1 转录因子缺陷，POUlF1、PROP1 基因缺陷除导致垂体多种激素合成障碍。除 GH 合成不足外，还引起多种垂体激素缺乏：包括促甲状腺激素、促性腺激素、促肾上腺皮质激素等，又称为联合生长激素缺乏症（combine growth hormone deficiency，CGHD）。

4. GH 或 IGF-1 作用缺陷

为少见病因。GH 受体缺陷，对 GH 不敏感，又称为 GH 不敏感综合征

（Laron 综合征）。IGF-1 受体缺陷，对 IGF-1 不敏感，见于非洲俾格米（Pygmy）人。这两种受体病变，同样致使患者生长落后，临床表现与 GHD 相似，但血清 GH 或 IGF-1 水平不是降低而是升高的。

（二）继发性

多为下丘脑-垂体的器质性病变，常继发于下丘脑、垂体部位的肿瘤或其他颅内肿瘤浸润、颅内的感染、放射性损伤和头颅创伤等。围生期的异常，如出生时难产、窒息、胎位不正，尤其臀位、横位产、足先露是引起垂体损伤的常见病因。

（三）其他因素

暂时性社会心理性因素、青春期发育延迟、甲状腺功能减退等会引起 GH 暂时性合成分泌不足而引起生长缓慢，一旦这些因素解除后 GH 可恢复正常。

四、病理与病理生理

人 GH 是由腺垂体嗜酸性粒细胞合成和分泌，由 191 个氨基酸组成，分子量为 22kDa。人 GH 编码基因 GH-1 位于 17q22～q24。血液循环中约 50% 的 GH 与 GH 结合蛋白（GHBP）相结合，以 GH-GHBP 复合物的形式存在。GH 的分泌释放受诸多因素的影响：GH 的释放受下丘脑分泌的两种神经激素 GHRH 和生长激素释放抑制激素（growth hormone release inhibiting hormone，GHIH）协同调节。GHRH 为 44 肽，促进垂体合成、分泌 GH，GHIH 为的 14 肽，呈环状结构，抑制 GH 的释放。垂体在这两种多肽的作用下以脉冲方式释放 GH，大脑皮层神经递质：多巴胺、5-羟色胺和去甲肾上腺素等神经递质调控下丘脑 GHRH 和 GHIH 的分泌。

GH 的自然分泌呈脉冲式，每 2～3 小时出现一个峰值，儿童期 GH 白天分泌的脉冲少、峰值低，空腹和运动后可以出现分泌高峰。夜间入睡后分泌量增高，在Ⅲ或Ⅳ期睡眠相时达高峰。青春发育期白天分泌频率及峰值增加。儿童每日

GH 分泌量超过成人。

IGF-1 是 GH 的效应因子，受 GH 的调节。GH 作用通过 IGF-1 介导，GH 结合于肝脏细胞膜上的 IGF-1 受体，通过激活受体后通路，促进 IGF-1 的合成与分泌，在效应组织发挥促生长作用。IGF 是一组具有促进生长作用的多肽，人体内有两种 IGF，即 IGF-I 和 IGF-2。IGF-1 是分子量为 7.5kDa 的单链多肽，其编码基因位于 12q22~q24.1，长约 85kb，有 6 个外显子和 5 个内含子，分泌细胞广泛存在于肝、肾、肺、心、脑和肠等组织中。循环中的 IGF 主要由肝分泌，水平与年龄、性别、营养状态等因素有关。IGF-1 主要以蛋白结合的形式存在于血液循环中，IGF-1 主要与 IGFBP-3（95% 以上）相结合。IFGBP-3 具有运送和调节 IGF-1 的功能。IGFBP-3 也由肝合成，也受 GH-IGF 轴的调控，GH 是调节血 IGF-1 和 IGFBP-3 浓度的最主要因素。血液循环中的 GH 及 IGF-1 可反馈调节垂体 GH 的分泌，或间接作用于下丘脑抑制 GHRH 或刺激 GHIH 的分泌。

血清 IGF-1、IGFBP-3 水平随年龄而变化，出生时水平低，儿童期缓慢升高，青春发育期升高明显，以后随着年龄的增长而减少。男女的水平也有差异，女孩青春期出现早于男童，高峰的时间早于男童。除年龄性别外，IGF-1 和 IG-FBP-3 水平受诸多因素的影响，如营养状态、性发育程度和甲状腺功能等。

GH 的基本功能是促进合成代谢，主要生理作用为：①促代谢效应：促进蛋白质的合成；②促进肝糖原分解；③促进脂肪组织分解和游离脂肪酸的氧化；④促进骨骺软骨细胞增殖，合成含有胶原和硫酸黏多糖的基质，并促进钙磷沉积骨基质。通过以上机制促进生长。因而，任何原因引起 GH 合成及分泌不足，导致蛋白质的合成障碍、糖原及脂肪的分解减少，骨骺软骨细胞增殖下降，钙磷在骨基质沉积减少，致使生长障碍。

五、诊断与鉴别诊断

（一）实验室和辅助检查

1. 生长激素刺激试验

循环中 GH 的水平是判断 GH 是否缺乏的重要依据。在生理情况下 GH 的分泌释放呈脉冲式，并具有昼夜分泌的规律。随机单次的 GH 测定不能真正反映机体的 GH 分泌情况，对 GHD 没有任何的诊断价值。目前临床上对血 GH 水平测定采用的是动态功能试验，既利用生理刺激及药物刺激促进 GH 分泌，再检测 GH 的水平。以判断患儿垂体分泌 GH 的功能。

经典的 GH 刺激试验包括筛查试验和确诊试验两部分。筛查试验采用的是生理性刺激试验，包括睡眠试验和运动试验。确诊试验是用药物进行的刺激试验。生理性刺激试验要求具备一定的条件和设备，睡眠试验的过程为：患者按照常规入睡，睡前备制好静脉留置针，同时进行脑电图的监测。在进入深睡时，脑电图显示睡眠的第 III 期或第 IV 期 GH 出现分泌高峰时，采血测 GH 了解分泌水平。运动试验要求患者做一定量的运动，必须达到规定的强度，才能促进 GH 分泌，再采血检测 GH 水平。如果生理刺激试验 GH 峰值高于 10μg/L，可以排除 GHD。若低于 10μg/L，则提示有 GHD 的可能性，再做药物刺激试验以确诊。由于生理性刺激试验在儿童患者实施配合困难，难以采集到准确的数据。所以，筛查试验在儿童应用较少，儿童患者多直接选用药物刺激试验。

药物刺激试验是应用对 GH 分泌有促进作用的药物如胰岛素、精氨酸、可乐定、左旋多巴等药物促进 GH 分泌，从而了解 GH 的分泌功能。根据药物作用机制不同，GH 分泌峰值和呈现的高峰时间不同。由于单一药物存在假阴性可能性，要求选用至少两种药物进行刺激试验。最好选用的两种药物作用机制不同及给药途径不同。国际认可的药物选择方案为：胰岛素加可乐定或左旋多巴试验。药物刺激试验的方法：试验前应禁食、卧床休息，于试验前 30 分钟置好留置针，在上午 8~10 时进行试验。对于年龄较小的儿童，应用胰岛素时应注意监护血糖水平，可能因低血糖引起严重惊厥反应。

药物试验结果的判断依据药物刺激后 GH 峰值，GH 峰值<10μg/L，考虑为分泌功能不足。GH 峰值<5μg/L，为 GH 完全缺乏；GH 峰值 5~10μg/L，为 GH 部分缺乏。由于各种 GH 刺激试验均存在一定局限性，必须两种以上药物刺激试验 GH 峰值都低于正常，才可确诊为 GHD。

2. 24 小时血 GH 分泌谱测定

对 GHND 患儿，GH 分泌功能在药物刺激试验可能正常，但自主 24 小时 GH 分泌量不足，尤其夜间睡眠时 GH 峰值呈低水平，需要测定患者 24 小时自主 GH 分泌量，才能比较准确地反映体内 GH 的分泌情况。方法为：患儿按照常规的作息，24 小时每 30 分钟采血测定 GH 水平。但该方法烦琐，采血次数多，儿童患者很难接受。

3. 胰岛素样生长因子-1 和胰岛素样生长因子结合蛋白-3 的测定

IGF-1 血浓度的变化与 GH 相一致。IGF-1 和 IFGBP-3 分泌模式与 GH 不同，呈非脉冲式分泌，昼夜波动小，血液循环中的水平比较稳定，是检测 GH-IGF 轴功能的另一重要指标。

由于 IGF-1 及 IGFBP-3 水平受年龄、性别及青春期影响，检测结果应参照同年龄同性别儿童的正常参考值范围。GHD 患者 IGF-1 水平低于同年龄同性别儿童正常参考值范围。通过监测 GH 治疗后 IGF-1 水平的变化，对 GHD 的病因做鉴别诊断。如矮小儿童 GH 刺激试验 GH 峰值正常，而 IGF-1 低下，在外源性 GH 治疗后 IGF-1 升高，生长加速，提示患儿为 GH 分子结构有异常。如治疗后 IGF-1 不升高，无生长加速，则提示为 GH 受体缺陷。矮小儿童，GH 正常，IGF-1 水平升高，则提示 IFG-1 受体缺陷。

4. 影像学检查

（1）X 线检查：骨龄测定，常用左手腕、掌、指骨正位片评定。GHD 患儿骨龄落后于实际年龄 2 岁或 2 岁以上。骨骼摄片可以帮助排除遗传代谢性骨病所致的矮小症。

（2）MRI 检查：用于病因诊断。已明确有 GH 功能低下的患者，需行头颅 MRI 检查，以了解下丘脑-垂体结构有无发育不良，器质性或占位性病变，对检测颅内肿瘤尤为重要意义。

5. 其他内分泌轴功能检查

确诊 GHD 后应检查下丘脑-垂体轴的其他内分泌功能状况。根据临床表现可选择测定甲状腺功能、促性腺激素及性激素的测定、促性腺激素释放激素（Gn-RH）刺激试验、促肾上腺皮质激素（ACTH）及皮质醇检测，以判断下丘脑-垂体-甲状腺轴、性腺轴及肾上腺轴的功能。伴有多尿多饮患者，需检查垂体后叶的功能。

6. 染色体核型分析

染色体核型检查对伴有体态异常的矮小患者具有鉴别诊断价值，尤其是女性矮小伴青春期发育延迟者，应常规行染色体核型分析，排除常见的染色体疾病，如先天性卵巢发育不全（Turner 综合征）等。

7. 代谢生化指标的检测

明确 GHD 患者，常合并有糖脂代谢的异常，应做血糖、血脂的测定。

（二）诊断

GHD 的诊断依据为：①身高落后于同年龄、同性别正常儿童生长曲线的第 3 百分位数以下（或低于平均数减两个标准差），身材匀称性矮小；②生长缓慢，年生长速率<5cm；③骨龄落后于实际年龄 2 岁以上；④两种药物激发试验结果均表示 GH 峰值低于 $10\mu g/L$；⑤智能正常；⑥排除其他影响生长的疾病。

（三）鉴别诊断

引起生长落后的原因很多，需与 GHD 鉴别的主要有匀称性矮小及非匀称性矮小两大类。对匀称性矮小应鉴别的疾病有：

1. 家族性矮身材

由遗传因素所致。父母身高均矮，小儿身高常在第 3 百分位数左右，但其年生长速率≥5cm，骨龄和年龄相称，智能和性发育正常。

2. 体质性生长及青春期延迟

发生与遗传有密切的关系，家族中父母或兄弟姐妹有类似的生长方式，父母一方往往有青春期发育延迟病史。本症男孩相对较多见，青春发育前生长缓慢，生长速度在正常范围低限，5cm 左右，体型较同龄儿童瘦小。骨龄也相应落后，但身高与骨龄一致。出现第二性征的年龄延迟，青春期开始发育的时间比正常儿童迟 3~5 年，青春期发育后其最终身高正常。

3. 特发性矮身材

是一类病因不明的矮小症，患者出生时身长和体重正常，随后逐渐出现生长速率稍慢，年生长速率<5cm；两项 GH 激发试验的 GH 峰值≥10μg/L，IGF-1 浓度正常，骨龄正常或延迟。无明显的慢性器质性疾病（肝、肾、心、肺、内分泌代谢病和骨骼发育障碍），无心理和严重的情感障碍，无染色体异常。

4. 先天性卵巢发育不全综合征（Turner 综合征）

病因为性染色体异常，X 染色体呈单体征，女孩发病。临床表现为：身材矮小；具有特殊的躯体特征：面痣多，后发际低、颈短、颈蹼、盾胸、乳距宽、肘外翻、第 4 和第 5 掌骨短，性腺发育不良。骨龄正常或轻微落后，GH 刺激试验：正常或轻微降低。染色体核型：45，X。典型的 Turner 综合征与 GHD 不难区别，但嵌合型或等臂染色体所致者症状不典型，需进行染色体核型分析以鉴别。

5. 其他内分泌代谢病及遗传代谢病引起的生长落后

先天性肾上腺皮质增生症、性早熟、皮质醇增多症、糖原贮积症、营养不良、慢性疾病引起的生长落后等，均具有特殊的临床表现，易于鉴别。

六、治疗

对 GHD 的治疗，采用的是 GH 替代疗法，儿童期 GHD 患者治疗目的是促进身高增长，使患者尽可能地恢复正常生长，达到成年正常身高。成人型 GHD 患者的治疗目的为改善糖脂代谢的异常及骨代谢的异常。

（一）生长激素替代疗法

目前应用的 GH 为基因重组人生长激素（recombinant human growth hormone, rhGH），用基因重组技术合成的蛋白质，其氨基酸数量、序列及空间构象与人天然的 GH 完全相同。应用的剂量为 0.07~0.1U/kg，皮下注射，每日 1 次临睡前注射（或每周总剂量分 6~7 次注射）。疗程：促进生长治疗应持续至骨骺闭合，或每年身高增长低于 2cm。治疗开始越早、年龄越小，效果越好。疗效：治疗第 1 年效果最好，出现追赶性生长，生长速率可达到每年 10~12cm 或以上，以后生长速率逐渐下降至正常的年生长速率 7cm/年左右。在 rhGH 治疗期间可能出现甲状腺功能减退，故应进行监测，若出现甲状腺功能减低应加用左旋甲状腺激素维持甲状腺功能正常。定期监测血清 IGF-1 和 IGFBP-3 水平，为评价 rhGH 剂量是否合适、治疗疗效和安全性的良好指标。

rhGH 治疗的不良反应较少，已观察到的有：注射局部红肿，与 rhGH 制剂纯度不够及个体反应有关，停药后可消失；少数患者注射后出现暂时性视盘水肿、颅内高压及头痛等表现，可能与 rhGH 所致的暂时性的水钠潴留有关，坚持数日或适量减少剂量可以缓解；少数患者注射后出现短暂的膝关节疼痛，不伴肿胀，不影响功能，坚持数日后能自行缓解；有股骨头骺部滑出和坏死的报道，但发生率甚低。

虽然至目前还没有临床资料报道 rhGH 治疗有增加肿瘤发生、复发的危险性或导致糖尿病发生，但对恶性肿瘤及严重糖尿病患者不建议使用 rhGH 治疗。对于 GHD 的患者在 rhGH 治疗前应常规做头颅 MRI 及腹部 B 超检查，以排除肿瘤。在 rhGH 治疗前及治疗过程中均需定期进行空腹血糖、胰岛素水平的检查，必要时行糖耐量试验，排除糖尿病及糖代谢异常。

（二）其他激素替代疗法

对 CGHD 患者，需同时给予相应的激素：合并有甲状腺轴功能障碍者，同时补充甲状腺激素；合并性腺轴功能障碍者在青春期时（骨龄达到 12 岁）开始用性激素治疗。

第九节　尿崩症

一、概述

尿崩症（diabetes insipidus，DI）是由于下丘脑-神经垂体病变引起精氨酸升压素（arginine vasopressin，AVP；又称抗利尿激素（antidiuretic hormone，ADH），严重或部分缺乏（中枢性尿崩症），或肾脏病变引起肾远曲小管、集合管上皮细胞 AVP 受体及受体后信息传递系统缺陷，对 AVP 不敏感（肾性尿崩症）所致的一组临床综合征。其临床特点是多尿、烦渴、低比重尿和低渗尿。尿崩症可发生于任何年龄，但以青少年多见。男性多于女性，男女之比约 2∶1。

二、临床表现

（一）多饮、烦渴与低渗性多尿

尿崩症的主要临床表现为多尿、烦渴与多饮，起病常较急，一般起病日期明确。24 小时尿量可多达 5~10L，极少超过 18L，但也有报道达 40L/d 者。尿比重常在 1. 005 以下，尿渗透压常为 50~200mOsm/（kg·H_2O），尿色淡如清水。部分患者症状较轻，24 小时尿量仅为 2. 5~5L，如限制饮水，尿比重可超过 1. 010，尿渗透压可超过血桨渗透压，可达 290~600mOsm/（kg·H_2O），称为部分性尿崩症。

（二）其他表现

由于低渗性多尿，血浆渗透压常轻度升高，因而兴奋口渴中枢，患者因烦渴而大量饮水，多喜冷饮。如饮水不受限制，本症仅影响患者睡眠，使其体力虚弱，但智力、体格发育接近正常。多尿、烦渴在劳累、感染、月经期和妊娠期均可加重。当肿瘤及颅脑外伤手术累及口渴中枢，或因手术、麻醉、颅脑外伤等原因使患者处于意识不清状态，从而口渴感觉减退或消失。此时，如未及时补充大量水分，患者可严重失水、血浆渗透压与血清钠明显升高，出现极度乏力、发热、精神症状，甚至死亡。一旦合并腺垂体功能减退时，尿崩症可减轻，糖皮质激素替代治疗后症状再现或加重。

垂体柄断离（如头部外伤）可引起三相性尿崩症：第一阶段（4~5 天），外伤致垂体后叶轴索"震荡"，不能有效释放 AVP，尿量明显增加、渗透压下降，同时外伤后意识丧失或口渴中枢受损，不能及时补水，表现为高钠血症；第二阶段（4~5 天），垂体后叶轴索溶解释放过多 AVP，尿量迅速减少，尿渗透压上升，血钠降低，甚至出现低钠血症；第三阶段为垂体后叶 AVP 耗竭，可发生永久性尿崩症。特别注意，这类尿崩症的第二阶段可以单独出现。

继发性尿崩症除上述表现外，尚有原发病的症状与体征。

三、病因与发病机制

（一）中枢性尿崩症（central diabetes insipidus，CDI）

任何导致 AVP 合成、分泌与释放受损的原因均可引起本症，CDI 的病因有原发性、继发性与遗传性三类。

1. 原发性尿崩症

其原因不明，占尿崩症的 30%。部分患者尸检时，发现下丘脑视上核与室旁核神经细胞明显减少或几乎消失。近年有报道显示，患者血中存在下丘脑室旁核神经核团抗体，即针对 AVP 合成细胞的自身抗体，并常伴有肾上腺、性腺、胃壁细胞的自身抗体出现。

2. 继发性尿崩症

①头颅外伤及垂体下丘脑手术：是 CDI 的常见病因。以脑垂体术后一过性 CDI 最常见。如手术造成正中隆突以上的垂体柄受损，则可导致永久性 CDI。②肿瘤：尿崩症可能是垂体及附近部位肿瘤的最早临床症状。常见肿瘤包括：垂

体瘤、颅咽管瘤、胚胎瘤、松果体瘤、胶质瘤、脑膜瘤、转移癌等。③肉芽肿：结节病、组织细胞增多症、类肉瘤、黄色瘤等。④感染性疾病：脑炎、脑膜炎、结核、梅毒等。⑤血管病变：动脉瘤、冠状动脉搭桥等。⑥其他：妊娠后期和产褥期可发生轻度尿崩症，与其血液中 AVP 降解酶活性增高有关。

3. 遗传性尿崩症

可为 X 连锁隐性、常染色体显性或常染色体隐性遗传。X 连锁隐性遗传者由女性遗传、男性发病，杂合子女孩可有尿浓缩力差，一般症状轻，可无明显多饮多尿。家族性常染色体显性遗传者可由 AVP-神经垂体素运载蛋白（AVP-NPⅡ）基因突变所致。突变引起 AVP 前体蛋白质二级结构破坏，导致其在内质网的加工和运输障碍。同时，异常 AVP 前体的积聚对神经元具有细胞毒性作用，从而引起下丘脑合成 AVP 神经细胞的减少。本症可以是 Wolfram 综合征（diabetes insipidus, diabetes mellitus, opticatrophy, and neural deafness, DIDMOAD）的一部分，其临床综合征包括尿崩症、糖尿病、视神经萎缩和耳聋，为一种常染色体隐性遗传疾病，由灰基因突变所致。

（二）肾性尿崩症（nephrogenic diabetes insipidus, NDI）

由于肾脏对 AVP 不敏感所致，NDI 病因有遗传性和继发性两类：①遗传性：约 90% 患者患病与 V_2 受体基因突变有关，系 X 连锁隐性遗传性疾病；部分患者由编码水孔蛋白（AQP-2），参与 AVP 受体后信号传递）的基因发生突变所致，系常染色体隐性遗传性疾病。②继发性：NDI 可继发于多种疾病导致的肾小管损害，如慢性肾盂肾炎、阻塞性尿路疾病、肾小管性酸中毒、骨髓瘤、肾脏移植等，也可继发于低钾血症、高钙血症等代谢紊乱。多种药物可导致 NDI，如庆大霉素、头孢唑林钠、诺氟沙星（氟哌酸）、阿米卡星（丁胺卡那霉素）、链霉素等。

四、病理与病理生理

AVP 由下丘脑神经元分泌后，沿丘脑-神经垂体束下行至神经垂体。正常状态时，AVP 释放受血浆渗透压、循环血量、动脉血压等因素的调节。AVP 分泌受损（中枢性尿崩症）或 AVP 作用障碍（肾性尿崩症）时，肾远曲小管与集合管对水的重吸收减少，导致尿量增加、尿渗透压降低。多尿导致血浆渗透压倾向升高，刺激渴感中枢，患者通过增加饮水，代偿性避免水分过度丢失。轻症患者，可无脱水表现。重症患者或渴感中枢受损时，水分不能及时补充，可出现高渗性脱水和高血钠症表现。在禁饮等强烈的刺激下，部分性尿崩症患者的神经垂体仍能释放出一定量的 AVP。

五、诊断与鉴别诊断

（一）实验室和辅助检查

1. 实验室检查

（1）尿量测定：每日尿量超过 2500ml 称为多尿，尿崩症患者尿量多可达 4~20L/d，比重常在 1. 005 以下，部分性尿崩症患者尿比重有时可达 1. 010。

1）血、尿渗透压测定：患者血渗透压正常或稍高 [（血渗透压正常值 290~310mOsm（kg·H_2O）]，尿渗透压多低于 300mOsm（kg·H_2O）[（禁饮后尿渗透压正常值 600 ~ 800mOsm（kg · H_2O）]，严重者低于 60 ~ 70mOsm（kg·H_2O）。

2）血浆 AVP 测定：正常人血浆 AVP（随意饮水）为 2. 3 ~ 7. 4pmol/L（RIA），禁水后可明显升高。中枢性尿崩症患者血浆 AVP 值则不能达到正常水平，禁水后也不增加或增幅不大，但肾性尿崩症患者基础和禁水后血浆 AVP 均高。

3）AVP 抗体和抗 AVP 细胞抗体测定：有助于特发性尿崩症的诊断。

（2）禁水-升压素试验（vasopressin test）：正常人禁水后血渗透压升高，循环血量减少，二者均刺激 AVP 释放，使尿量减少、尿比重及尿渗透压升高、而血浆渗透压变化不大。比较禁水前后与使用血管升压素前后的尿渗透压变化。禁水一定时间，当尿浓缩至最大渗透压而不能再上升时，注射升压素。正常人此时体内已有大量 AVP 释放，已达最高抗利尿状态，注射外源性 AVP 后，尿渗透压不再升高，而中枢性尿崩症患者体内 AVP 缺乏，注射外源性 AVP 后，尿渗透压进一步升高。

方法：禁水时间视患者多尿程度而定，一般 6~16 小时不等，禁水期间每 2 小时排尿一次，测尿量、尿比重或渗透压，当尿渗透压达到高峰平顶，即连续两次尿渗透压差 $<30mOsm$（$kg \cdot H_2O$），抽血测血浆渗透压，然后立即皮下注射升压素 5U，注射后 1 小时和 2 小时测尿渗透压。对比注射升压素前后的尿渗透压值。

结果：正常人禁水后尿量明显减少，尿比重超过 1.020，尿渗透压超过 $800mOsm/$（$kg \cdot H_2O$），不出现明显失水。尿崩症患者禁水后尿量仍多，尿比重一般不超过 1.010，尿渗透压常不超过血浆渗透压。注射升压素后，正常人尿渗透压一般不升高，仅少数人稍升高，但不超过 5%。精神性多饮、多尿者接近或与正常相似。中枢性尿崩症患者注射升压素后，尿渗透压进一步升高，较注射前至少增加 9%。AVP 缺之程度越重，增加的百分比越多。完全性中枢性尿崩症者 1~2 小时尿渗透压增加 50% 以上；部分性中枢性尿崩症者尿渗透压常可超过血浆渗透压，注射升压素后，尿渗透压增加在 9%~50%。肾性尿崩症在禁水后尿液不能浓缩，注射升压素后仍无反应。本法简单、可靠，但需在严密观察下进行，以免在禁水过程中出现严重脱水。如患者禁水过程中发生严重脱水，体重下降超过 3% 或血压明显下降，应立即停止试验，让患者饮水。

2. 辅助检查

尿崩症诊断确定之后，必须尽可能明确病因。应进行视野检查，必要时作 CT 或 MRI 等检查以明确有无垂体或附近的病变。针对 AVP（包括 *AVP-NP* II）、*WFS*1、*AQP*-2 等基因突变进行分析，有助于明确遗传性病因。

（二）诊断

典型的尿崩症诊断不难，凡有多尿、烦渴、多饮及低比重尿者应考虑本病，必要时可进行禁水-升压素试验及血尿渗透压测定，多可明确诊断。尿崩症诊断成立后，则应进一步鉴别其性质为 CDI 或 NDI，并根据临床表现和实验室检查结果区分部分性尿崩症与完全性尿崩症，以指导治疗。由于病情较重或外伤等情况，无条件检测血尿渗透压及行禁水－升压素试验者，可用 AVP 进行诊断性治疗。

CDI 诊断要点为：①尿量多，可达 8~10L/d 或更多。②低渗尿，尿渗透压低于血浆渗透压，一般低于 200mOsm/（kg·H_2O）；尿比重低，多在 1.005~1.003 及以下。③饮水不足时，常有高钠血症，伴高尿酸血症，提示 AVP 缺乏，尿酸清除减少致血尿酸升高。④禁水试验不能使尿渗透压和尿比重增加，而注射升压素后尿量减少、尿比重增加、尿渗透压较注射前增加 9% 以上；⑤精氨酸升压素（AVP）或去氨升压素（DDAVP）治疗有明显效果。

NDI 诊断要点为：①常有家族史，或者患者母亲怀孕时羊水过多史，或有引起继发性 NDI 的原发性疾病病史；②多出生后即有症状，婴儿患者有尿布更换频繁、多饮、发育缓慢或不明原因发热，儿童及成年患者有多尿、口渴、多饮症状；③尿浓缩功能减低，每日尿量明显增加，比重<1.010，尿渗透压低，多低于 300mOsm/（kg·H_2O）；④禁水－加压试验常无尿量减少、尿比重和尿渗透压升高等反应，尿渗透压/血渗透压值<1，注射升压素后仍无反应。

（三）鉴别诊断

尿崩症应与下列以多尿为主要表现的疾病相鉴别。

1. 原发性烦渴

常与精神因素有关（即精神性烦渴），部分与药物、下丘脑病变有关。主要由于精神、药物等引起烦渴、多饮，因而导致多尿与低比重尿，与尿崩症极相似，但 AVP 并不缺乏。这些症状可随情绪而波动，并伴有其他神经症的症状。上述诊断性试验均在正常范围内。

2. 糖尿病

有多尿、烦渴症状，但血糖升高，尿糖阳性，糖耐量曲线异常，容易鉴别。

3. 慢性肾脏疾病

肾小管疾病、低钾血症、高钙血症等均可影响肾脏浓缩功能而引起多尿、口渴等症状，但有相应原发疾病的临床表现，且多尿的程度也较轻。

4. 头颅手术时液体潴留性多尿

头颅手术期间发生多尿有两种可能，即损伤性尿崩症与液体潴留性多尿，有时两者的鉴别相当困难。如果于下丘脑-垂体手术时，或头颅创伤后立即发生多尿，则提示为手术损伤性尿崩症。然而，头颅手术后出现多尿也可能是手术期间液体潴留的后果。手术时，患者因应激而分泌大量 AVP，当手术应激解除后，AVP 分泌减少，潴留于体内的液体自肾排出，如此时为平衡尿量而输入大量液体，即可导致持续性多尿而误认为尿崩症。暂时限制液体入量，如尿量减少而血钠仍正常，提示为液体潴留性多尿；相反，如果血钠升高，而且在给予 AVP 后尿渗透压增高，尿量减少，血钠转为正常，则符合损伤性尿崩症的诊断。

六、治疗

（一）AVP 替代疗法

AVP 替代疗法适用于完全性和部分性 CDI，但对 NDI 疗效不佳。由于需要的剂量个体差异大，用药必须个体化，严防水中毒的发生。

1. 去氨升压素（1-脱氨-8-右旋精氨酸升压素，desmopressin，DDAVP）

为人工合成的升压素类似物。其抗利尿作用强，而缩血管作用只有 AVP 的1/400，为目前治疗 CDI 的首选药物。口服制剂，每次 0.1~0.4mg，每日 2~3次，部分患者可睡前服药一次，以控制夜间排尿和饮水次数，有利于睡眠和休息。妊娠伴尿崩症时仅能应用 DDAVP，禁用任何其他药物。因 DDAVP 含 5%~25%的催产素活性，故需注意观察其不良反应。因妊娠时，DDAVP 不被血浆中的氨肽酶降解，故其用量应较非妊娠时低。分娩时，不宜给水太多，以防发生水中毒。分娩后，血浆中的氨肽酶活性迅速下降，患者的尿崩症症状可明显减轻或消失。皮下注射 1~4μg 或鼻内给药 10~20μg，每日 1~2 次。

2. 垂体后叶素水剂

作用仅维持 3~6 小时，皮下注射，每次 5~10U，每日需多次注射，长期应用不便。主要用于脑损伤或神经外科术后尿崩症的治疗。

3. 垂体后叶粉剂

赖氨酸升压素是一种鼻腔喷雾剂，每次鼻吸入 20~50mg，4~6 小时一次，长期应用可引起慢性鼻炎而影响其吸收。

4. 加压素

是一种鞣酸升压素制剂（5U/ml）。深部肌内注射，从 0.1ml 开始，可根据每日尿量情况逐步增加到 0.5~0.7ml/次，注射一次可维持 3~5 天。注射前充分混匀，过量可引起水中毒。

（二）其他口服药物治疗

此类口服药物适用于部分性 CDI。不宜用于孕妇及儿童患者。

1. 氢氯噻嗪

每次 25mg，每日 2~3 次，可使尿量减少约一半。其作用机制可能是由于尿中排钠增加、体内缺钠、肾近曲小管水重吸收增加，到达远曲小管的原尿减少，因而尿量减少，对肾性尿崩症也有效。长期服用可引起缺钾、高尿酸血症等，应适当补充钾盐。

2. 卡马西平

能刺激 AVP 分泌，使尿量减少。每次 0.2g，每日 2~3 次。不良反应有血粒细胞减少、肝损害、疲乏、眩晕等。

3. 氯磺丙脲

该药可刺激垂体释放 AVP，并加强 AVP 的水重吸收作用，可增加肾小管 cAMP 的生成，但对 NDI 无效。每日剂量不超过 0.2g，早晨一次口服。本药可引起严重低血糖，也可引起水中毒，应加注意。

（三）病因治疗

继发性尿崩症应尽量治疗其原发病，如不能根治者也可用上述药物治疗。

第十节　抗利尿激素分泌失调综合征

一、概述

抗利尿激素分泌失调综合征（syndrome of inappropriate antidiuretic hormone secretion，SIADH）是指内源性抗利尿激素（ADH，即精氨酸升压素，AVP）分泌异常增多或其活性作用过强导致的临床综合征，主要表现为水潴留、尿排钠增多及稀释性低钠血症。

二、临床表现

（一）低钠血症

SIADH 的临床表现取决于低钠血症的严重程度和发展速度。通常血钠 > 120mmol/L 时，无明显症状和体征；血钠下降至 120mmol/L 以下时，可出现食欲减退、恶心、呕吐、易激动、个性改变，继而神志模糊；当血钠下降至 110mmol/L 以下时，出现肌力减退，腱反射减弱或消失、抽搐发作、昏迷，如不及时处理，可导致死亡。SIADH 的主要临床特征是水潴留而不伴有组织间隙水肿，血压一般正常。由于血液被稀释，常表现为低肌酐、低尿素氮、低尿酸血症。血氯降低的程度与低钠血症一致。长期低钠血症可导致严重骨质疏松。

（二）原发疾病的表现

可有感染或原发性肿瘤引起的各种症状和体征。

三、病因与发病机制

SIADH 常见病因为恶性肿瘤、呼吸系统及神经系统疾病、炎症、药物、外科手术。部分病因不明者称为特发性 SIADH，多见于老年患者。

(一) 异源性 AVP 分泌

1. 恶性肿瘤

小细胞型肺癌、胰腺癌、淋巴肉瘤、网状细胞肉瘤、十二指肠癌、霍奇金病、胸腺癌等可合成及释放 AVP，引起 SIADH。其中以小细胞型肺癌所致最多见（约占 80%）。

2. 肺部感染性疾病

肺炎、肺结核、肺脓肿、肺曲霉菌病等有时也可引起 SIADH。可能与病变的肺组织能合成与释放 AVP 有关。

(二) 中枢神经系统疾病

脑外伤、脑脓肿、脑肿瘤、蛛网膜下腔出血、脑血栓形成、脑萎缩、脑部急性感染、结核性或其他脑膜炎等都可影响下丘脑-神经垂体功能，使 AVP 分泌过多，或因病变损伤渗透压感受器，血浆渗透压降低不能通过该感受器抑制 AVP 分泌。

(三) 药物

某些药物可促进 AVP 释放或增强其作用，而引起 SIADH。氯磺丙脲、氯贝丁酯、三环类抗抑郁剂（如卡马西平等）、全身麻醉药、巴比妥类等药物可刺激 AVP 释放，氯磺丙脲还可增加 AVP 的活性。噻嗪类利尿剂因其排钠利尿使 GFR 下降，同时刺激 AVP 分泌。抗癌药物如长春新碱、环磷酰胺也可刺激 AVP 释放。

（四）其他

左心房压力骤减刺激容量感受器，可反射性地使 AVP 分泌增加（如二尖瓣狭窄分离术后）。肾上腺皮质功能减退症、黏液性水肿、腺垂体功能低下等疾病，由于低血容量或肾脏排自由水受损也可引起 SIADH。少数患者可能系肾小管对 AVP 的敏感性增加所致。

四、病理与病理生理

正常状态时，AVP 释放受渗透压感受器、压力感受器、容量感受器等的调节。SIADH 由于 AVP 释放过多，且不受正常调节机制所控制，肾远曲小管与集合管对水的重吸收增加，尿液不能稀释，游离水不能排出体外。如摄入水量过多，水分在体内潴留，细胞外液容量扩张，血液稀释，血清钠浓度与渗透压下降。同时，细胞内液也处于低渗状态，细胞肿胀，当影响脑细胞功能时，可出现神经系统症状。本综合征一般不出现水肿，因为当细胞外液容量扩张到一定程度，可抑制近曲小管对钠的重吸收，使尿钠排出增加，水分不致在体内潴留过多。加之容量扩张导致心钠肽释放增加，使尿钠排出进一步增加，因此，钠代谢处于负平衡状态，加重低钠血症与低渗血症。同时，容量扩张、肾小球滤过率增加及醛固酮分泌受到抑制，也增加尿钠的排出。由于 AVP 的持续分泌，虽然细胞外液已处于低渗状态，但肾仍不能达到最大尿液稀释水平。

五、诊断与鉴别诊断

（一）实验室和辅助检查

血浆渗透压随血钠下降而降低，常低于 270mOsm/（kg·H_2O）。血钠 < 130mmol/L 时，尿钠常 > 30mmol/L。尿渗透压升高，常高于血浆渗透压。血清氯化物、尿素氮、肌酐及尿酸等浓度降低。血浆 AVP 相对于血浆渗透压呈不适当的高水平。

（二）诊断

1. SIADH 诊断依据

①血钠降低（低于 130mmol/L）；②尿钠增高（超过 30mmol/L）；③血浆渗透压降低［低于 275mOsm（kg·H$_2$O）］；④尿渗透压>100mOsm（kg·H$_2$O）（尿渗透压常高于血浆渗透压）；⑤无低血容量临床表现，血 BUN、Cr、尿酸下降；⑥除外甲状腺功能减退、肾上腺皮质功能减退、利尿剂使用等原因。

2. 病因诊断

恶性肿瘤是常见原因，特别是小细胞型肺癌。有时可先出现 SIADH，以后再出现肺癌的 X 线改变。其次应除外中枢神经系统疾病、肺部感染、药物等因素。

（三）鉴别诊断

1. 肾失钠所致低钠血症

特别是肾上腺皮质功能减退症、失盐性肾病、醛固酮减少症、Fanconi 综合征、利尿药治疗等均可导致肾小管重吸收钠减少，尿钠排泄增多而致低钠血症。常有原发疾病及失水表现，血尿素氮常升高。而 SIADH 患者血容量常正常或增高，血尿素氮常降低。

2. 胃肠消化液丧失

如腹泻、呕吐，及胃肠、胆道、胰腺造瘘或胃肠减压等都可失去大量消化液而致低钠血症，常有原发疾病史及失水表现。

3. 甲状腺功能减退症

有时也可出现低钠血症，可能由于 AVP 释放过多或由于肾不能排出稀释尿所致。但甲状腺功能减退症严重者伴有黏液性水肿等表现，结合甲状腺功能检查不难诊断。

4. 稀释性低钠血症

顽固性心力衰竭、晚期肝硬化伴腹水或肾病综合征等可出现稀释性低钠血症，但这些患者各有相应原发病的特征，且常伴血容量增高，明显水肿、腹水。

5. 精神性烦渴

由于饮水过多，也可引起低钠血症与血浆渗透压降低，但尿渗透压和尿比重明显降低，易与 SIADH 鉴别。

6. 脑性盐耗综合征（cerebral salt wasting syndrome，CSWS）

本病是在颅内疾病的过程中肾不能保存钠而导致进行性钠自尿中大量流失，并带走过多的水分，从而导致低钠血症和细胞外液容量的下降。CSWS 的主要临床表现为低钠血症、尿钠增高和低血容量；而 SIADH 是正常血容量或血容量轻度增加，这是与 CSWS 的主要区别。此外，CSWS 对钠和血容量的补充有效，而限水治疗无效，反而使病情恶化。

六、治疗

（一）病因治疗

恶性肿瘤所致者应及早手术、放疗或化疗。肿瘤切除后，SIADH 可消失或减轻，肿瘤复发时，此综合征可再出现，因此 SIADH 是否消失可作为判断肿瘤是否根治的佐证之一。药物引起者需立即停药。中枢神经系统疾病所致者常为一过性，随着原发疾病的好转而消失。肺结核及肺炎经治疗好转，SIADH 常随之消失。

（二）对症治疗

1. 低钠血症的处理

轻者主要通过限制饮水量，停用妨碍水排泄的药物来纠正低血钠。饮水量一般限制在 0.8~1.0L/d，症状即可好转，体重下降、血清钠与渗透压随之增加、尿钠排出减少。严重低钠血症患者伴有神志错乱、惊厥或昏迷时，需立即抢救。可注射呋塞米 20~40mg，排出水分，以免心脏负荷过重，但必须注意纠正因呋塞米引起的低钾或其他电解质的紊乱。同时，可静脉输注 3% 氯化钠溶液，滴速为每小时 1~2ml/kg，使血清钠逐步上升，症状改善。频繁监测血钠（每 2~4 小时 1 次），控制血钠 24 小时内升高不超过 10~12mmol/L。当血钠恢复至 120mmol/L 左右，患者病情改善，即停止高渗盐水滴注，继续采用其他治疗措施。如血钠升高过速，可引起中枢性脑桥脱髓鞘病变（表现可为发音困难、缄默症、吞咽困难、倦怠、情感变化、瘫痪、癫痫样发作、昏迷和死亡）。

2. 抗利尿激素受体拮抗剂

托伐普坦片（tolvaptan）可选择性拮抗位于肾脏集合管细胞的基底侧膜Ⅱ型 AVP 受体（V_2R），调节集合管对水的通透性，提高对水的清除，促使血钠浓度提高。每日 1 次，起始剂量 15mg，服药 24 小时后可酌情增加剂量。服药期间，不必限制患者饮水，同时应注意监测血电解质变化，避免血钠过快上升。常见不良反应为口干、渴感、眩晕、恶心、低血压等。

参考文献

[1] 王怀经.局部解剖学(供 8 年制及 7 年制临床医学等专业用)[M].2 版.北京:人民卫生出版社,2010.

[2] 柏树令.系统解剖学[M].7 版.北京:人民卫生出版社,2008.

[3] 李和,李继承.组织学与胚胎学[M].3 版.北京:人民卫生出版社,2015.

[4] 刘斌,高英茂.人体胚胎学[M].北京:人民卫生出版社,1996.

[5] 姚泰.生理学[M].2 版.北京:人民卫生出版社,2010.

[6] 朱大年,王庭愧.生理学[M].8 版.北京:人民卫生出版社,2013.

[7] 郭应禄,祝学光.外科学[M].北京:北京大学医学出版社,2003.

[8] 王辰,王建安.内科学[M].北京:人民卫生出版社,2015.

[9] 廖二元,莫朝辉.内分泌学[M].2 版.北京:人民卫生出版社,2017.